Aishwarya Rao

Análise de tecidos moles

Aishwarya Rao

Análise de tecidos moles

(Em Ortodontia)

ScienciaScripts

Imprint
Any brand names and product names mentioned in this book are subject to trademark, brand or patent protection and are trademarks or registered trademarks of their respective holders. The use of brand names, product names, common names, trade names, product descriptions etc. even without a particular marking in this work is in no way to be construed to mean that such names may be regarded as unrestricted in respect of trademark and brand protection legislation and could thus be used by anyone.

Cover image: www.ingimage.com

This book is a translation from the original published under ISBN 978-3-330-33527-1.

Publisher:
Sciencia Scripts
is a trademark of
Dodo Books Indian Ocean Ltd. and OmniScriptum S.R.L publishing group

120 High Road, East Finchley, London, N2 9ED, United Kingdom
Str. Armeneasca 28/1, office 1, Chisinau MD-2012, Republic of Moldova, Europe
Printed at: see last page
ISBN: 978-620-8-16889-6

Conteúdo

Agradecimentos

Sem o reconhecimento das grandes pessoas que me apoiam, este trabalho não teria a importância que tem. Por isso, para começar, gostaria de agradecer a Jesus Todo-Poderoso, generoso e liberal, que me criou para que eu pudesse chegar onde estou hoje, por me dar força para revirar todas as pedras colocadas no meu caminho. Não teria conseguido realizar este trabalho sem a preciosa colaboração de várias pessoas. Sinto-me muito grato à minha mãe, Sra. Neelima Rao, e ao meu pai, Sr. Augustine Rao, à minha irmã e ao meu irmão por todos os sacrifícios que fizeram por mim, pelo seu apoio moral e pela sua compreensão.

Introdução

A estética facial tem sido definida como o estudo das variações que podem ocorrer na aparência facial, por um lado, e a resposta individual dos observadores a essas variações, por outro. A estética facial é um dos principais objectivos do tratamento ortodôntico e, nos últimos anos, tem sido dada maior ênfase a este aspeto, tanto pelos pacientes como pelos ortodontistas.[1]

As considerações sobre a estética facial sempre foram uma parte inseparável dos princípios e da prática da ortodontia.[2]

Ao longo dos anos, os conceitos clínicos de estética facial passaram gradualmente da aplicação de gostos pessoais ou tradicionais para a utilização de avaliações quantitativas de diagnóstico dos tecidos moles. No entanto, são de esperar divergências num campo que terá sempre elementos subjectivos, uma vez que a estética convida a gostos e a diferenças de opinião.[3]

O perfil facial e o equilíbrio facial são um processo de estudo e aprendizado constante e contínuo para o ortodontista. A movimentação dentária e o posicionamento adequado dos dentes para garantir alterações faciais favoráveis e evitar alterações desfavoráveis devem estar na mente do ortodontista -diagnóstico! desde o primeiro exame.[4]

A consideração das variações nas espessuras dos tecidos moles observadas em doentes individuais não pode ser ignorada se se pretender obter resultados faciais previsíveis.[5]

CAPÍTULO 1

Necessidade de avaliação dos tecidos moles /Avaliação

O rosto é o espelho da mente e o tecido mole que cobre o esqueleto facial e a dentição influencia grandemente a aparência física e estética de um indivíduo.[6]

Os ortodontistas têm de fazer todos os esforços para desenvolver um equilíbrio harmonioso que produza a aparência mais estética e o sorriso mais agradável possível para cada paciente que está a ser tratado.

Angle acreditava que o diagnóstico e o planeamento do tratamento deviam centrar-se nos componentes esqueléticos e dentários e que as relações entre os tecidos moles eram a consequência.[7] A teoria da matriz funcional de Moss esclareceu a controvérsia da forma seguindo a função versus a função seguindo a forma.[8] Estes conceitos mudaram à medida que a experiência dos ortodontistas, ao longo das décadas, constatou que o dogma dos tecidos duros não conseguiu atingir os objectivos estéticos desejados.

A estética do perfil dos tecidos moles e a análise dos tecidos moles da face desempenham um papel importante na ortodontia contemporânea. Os métodos de tratamento são por vezes escolhidos ou modificados com base no objetivo de melhorar ou, pelo menos, não comprometer o perfil do paciente.

A razão principal do doente para procurar tratamento é, na maioria dos casos, melhorar a sua estética facial. Outros critérios de sucesso do tratamento podem estar para além da sua compreensão ou desejo. O resultado estético final pode ser o seu critério de avaliação do sucesso do tratamento.

O ortodontista de hoje tem muitas opções de tratamento à sua escolha para atingir os seus objectivos de tratamento. Praticamente todas estas opções de tratamento são concebidas para atingir os mesmos objectivos gerais: Oclusão de Classe I. No entanto, cada opção de tratamento tem quase sempre um efeito sobre o rosto e a cosmética facial.

Às vezes, nossos objetivos de tratamento podem ser contrários à estética facial. O exemplo clássico que todos os ortodontistas conhecem é o efeito -dished in profile! da retração máxima dos incisivos no tratamento de casos de deficiência de Classe II.[9]

O ortodontista, que está habituado a uma avaliação facial e cefalométrica muito quantitativa, deve estar preparado para aprender a avaliar a face pela proporcionalidade e por critérios de avaliação mais subjectivos do que as medidas lineares rigorosas.

Os ortodontistas são provavelmente os profissionais com maior conhecimento do crescimento e desenvolvimento facial e são normalmente os primeiros profissionais a quem se pede que tomem decisões que têm efeitos permanentes na forma facial final.[10]

CAPÍTULO 2

Perspetiva histórica

A importância da estética facial esteve sempre presente nas nossas mentes, de forma subconsciente, desde os tempos pré-históricos. Há cerca de 35000 anos, o homem paleolítico, durante este período, encontrou o tempo e o lazer para desenvolver e apreciar a beleza facial.[11]

Esta sensibilidade estética foi preservada na arte primitiva e nas pinturas com temas de caça, estatuetas e representações como, por exemplo, o Vénus de Balzi Rossil, descoberto recentemente.[12]

O egípcio idealizado do antigo reino exibia um rosto redondo e largo com uma testa inclinada, uma crista da sobrancelha fraca, olhos proeminentes, nariz com contornos uniformes, lábios espessos e um queixo ligeiramente positivo.[13]

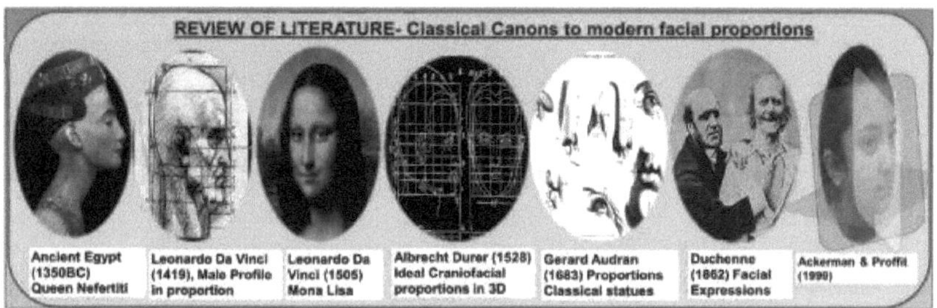

Muitos séculos mais tarde, proeminentes pensadores gregos como ***Platão e Aristóteles[11]***, com as suas esculturas clássicas de Vénus de Milo e Apolo Belvedre, partilharam os seus princípios de beleza interior e filosofia da arte. Introduziram o termo "estética", que significa o estudo da beleza e da filosofia da arte. A estética não inclui apenas a beleza física e natural, mas também as belezas da emoção e da experiência humana.

Os ortodontistas simplificaram então, com razão, o termo "estética" para "estética" e limitaram o seu âmbito de aplicação apenas aos critérios facilmente controláveis por uma análise objetiva.

Antigamente, a boca grega clássica era enquadrada por um lábio superior ondulante, designado por arco romano do amor (arco de Cupido), e por um ligeiro enrolamento do lábio inferior. Entre o lábio inferior e o queixo convexo e carnudo havia um sulco mentolabial bem definido ou cavidade. A estética facial incorporada na escultura clássica grega atraiu fortemente muitos dos primeiros ortodontistas.

Nos seus primeiros anos, o objetivo do tratamento ortodôntico era a obtenção de uma oclusão normal. Com a introdução das medidas dos tecidos moles na cefalometria, vários autores sublinharam a importância da análise objetiva dos tecidos moles.

Um dos primeiros estudos objectivos foi realizado por um britânico, **Woolnoth (1865)[14]**. Classificou o perfil facial em reto, convexo e côncavo, com a ajuda de um plano de referência traçado desde o topo da testa até à base do queixo.

No final do século XVIII, **Camper (1821)[15]**, um anatomista neerlandês, propôs um novo método de comparação dos perfis dos mamíferos, que constituiu um dos primeiros contributos importantes para o estudo do perfil facial. Uma linha do centro do meato auditivo externo até à asa do nariz (plano de Camper) e outra linha da glabela até à margem alveolar do maxilar superior formaram *o ângulo de Camper*, que foi utilizado para demonstrar as diferenças raciais e as alterações evolutivas dos rostos humanos.

Os Antropólogos e Anatomistas cedo se aperceberam da necessidade de uniformizar estes planos de referência para poderem comparar os resultados craniométricos e cefalométricos. Assim, no Congresso Internacional de Antropologia de 1884, realizado em Frankfort, foi selecionada a linha horizontal introduzida por Von Ihering em 1872. Este plano foi popularizado como o Plano Horizontal de Frankfort.

EdwardH. Angle (1907)[16] O Pai da Ortodontia Moderna, afirmou que beleza, equilíbrio e harmonia são os pontos importantes a serem considerados nos perfis faciais. Sugeriu que se os dentes fossem colocados numa oclusão óptima, resultaria uma boa harmonia facial. Considerou que a estética estava definitivamente relacionada com a posição dos incisivos superiores.

Aceitou o rosto de Apollo Belvedere e a dentição baseada no crânio de -Old Gloryl como padrões ideais para a profissão ortodôntica. A beleza e a harmonia faciais eram os principais objectivos do tratamento do Dr. Edward Angle. Ele acreditava que o rosto do deus grego Apolo continha todos os elementos essenciais de harmonia e beleza. A partir dos seus estudos, desenvolveu a linha de perfil de harmonyl.

Ele escreveu: "O estudo da ortodontia está indissoluvelmente ligado ao da arte no que diz respeito ao rosto humano. A boca é um fator potente para fazer ou estragar a beleza e o carácter do rosto.

Calvin Case (1921)[17] foi um dos primeiros a preocupar-se com a análise do perfil dos tecidos moles. Na sua opinião, o perfil equilibrado deve ser um dos factores-chave para decidir o método de tratamento de qualquer forma de má oclusão. Defendeu a causa da estética facial e chegou a alargar o seu estudo à moldagem dos tecidos moles da face. Concluiu que os interesses da estética eram melhor servidos pela extração judiciosa de dentes em pacientes com estrutura delicada, dentes grandes ou musculatura apertada e limitada. A sua avaliação da face baseou-se nas relações entre as bochechas, o queixo, a testa e o dorso do nariz. Para além disso, considerou a relação dos lábios em repouso, durante a fala e durante o riso.

Com o desenvolvimento da cefalometria na Ortodontia, os pesquisadores foram incentivados a estudar o crescimento e o desenvolvimento facial em diferentes formas e estéticas faciais.

Carrea(1924)[18] foi o primeiro a utilizar a radiografia para estudar as caraterísticas faciais, adaptando o fio de chumbo macio ao perfil facial e tirando radiografias para estudar o prognatismo facial.

Por volta desta altura, *Simon (1926)*[19] avançou com o seu método de diagnóstico em três planos de espaço baseado nas linhas faciais. Ele orientou o rosto em três planos espaciais - o plano orbital, o plano sagital mediano e o plano horizontal de Frankfort.

Highley e Speidel (1938)[20] descreveram uma técnica de contorno do perfil dos tecidos moles nos cefalogramas laterais.

Charles H. Tweed (1944)[21] observando falhas tanto na obtenção de linhas faciais estéticas como na falta de retenção de oclusões tratadas, afirmou que, para ter faces equilibradas, os limites anteriores dos dentes têm de ser determinados pela posição do incisivo mandibular relativamente ao plano mandibular e pelo ângulo do incisivo mandibular de Frankfort.

Downs (1948)[22] acreditava que o restabelecimento ou a manutenção do equilíbrio e da harmonia dos componentes da face exigia, em muitos casos, a extração de dentes. O seu -ângulo faciallel e -ângulo de convexidadel são medidas de tecidos duros que reflectem o tipo e a forma facial, mas não têm em conta os tecidos moles, especialmente o queixo.

O estudo de *Merrifield (1966)*[23] dos perfis faciais numa amostra de 120 pacientes normais não tratados e pacientes tratados com estética facial agradável levou ao desenvolvimento do ângulo Z para quantificar o equilíbrio, ou a falta dele, do perfil facial inferior. O ângulo Z é o ângulo interior-inferior formado pela intersecção do plano horizontal de Frankfort e a linha do perfil (uma linha tangente ao queixo de tecido mole e ao lábio mais proeminente). Na sua amostra, o ângulo Z normal situa-se entre 720 e 830.

Achrekar (1966) estudou a mudança na forma facial coincidente com a terapia ortodôntica. Seu estudo foi baseado na análise dos tecidos moles *de Milton Neger*[24], mas usando o plano SN como plano de referência em vez da horizontal de Frankfort. Ela estudou uma amostra de 12 homens e mulheres com idade média de 12,3 anos que apresentavam um perfil protrusivo. O estudo concluiu uma melhora do contorno facial ao redor da boca e da aparência geral da face com o tratamento ortodôntico.

Holdaway (1983)[25] estudou o equilíbrio facial e desenvolveu uma análise dos tecidos moles com 11 medidas que incluíam a "profundidade do sulco superior" e o "H linel". Ele não gostava do "ângulo nasolabial" porque acreditava que ele não descrevia adequadamente o contorno do perfil subnasal.

Bimler (1985)[26] introduziu um Índice Facial Suborbital Lateral que relaciona a altura facial suborbital com a profundidade facial.

Arneet e Bergman (1993)[27] discutiram as mudanças nos tecidos moles associadas ao tratamento ortodôntico e cirúrgico da má oclusão. Eles analisaram dezenove traços faciais importantes.

Jacobson (1995)28 delineou 6 parâmetros dos tecidos moles para o equilíbrio dos tecidos moles que incluíam o ângulo nasofacial, a inclinação do osso nasal, o ângulo naso-mental, o ângulo mento-cervial, o ângulo submental do pescoço, o meridiano de 0 graus.

Tony GM (2001)[29] introduziu um sistema de planeamento e previsão de tratamento cirúrgico-ortodôntico concebido para identificar o melhor perfil possível dos tecidos moles, testando os efeitos de várias opções ortodônticas e cirúrgicas. A chave do TOMAC é uma análise completa e fácil de usar do perfil total dos tecidos moles, desde a testa até à garganta.

CAPÍTULO 3

Lábios , :[3031]

Os lábios têm um esqueleto muscular, o músculo Orbicularis oris, e são cobertos externamente

pela pele e internamente pela mucosa. Cada lábio é composto por:

a)   Pele

b)   Fáscia superficial

c)   Orbicularis oris

d)   Sub-mucosa, com as glândulas mucosas labiais e os vasos

e)   Membrana mucosa, revestida por epitélio escamoso estratificado

1)   A junção nítida entre a zona vermelha e a pele é designada por bordo do vermelhão (1 na fig.1). É caraterística do homem. Representa o ponto mais anterior do lábio.

2)   Os lábios fecham-se ao longo da margem vermelha que representa a junção muco-cutânea (2 na fig.1)

3)   No lábio superior, a zona vermelha sobressai na linha média para formar o tubérculo (3 na fig. 1). O lábio inferior apresenta uma ligeira depressão na linha média correspondente ao tubérculo (3 a na fig. 1).

4)   Ao passar da linha média para os cantos da boca, os lábios alargam-se e depois estreitam-se. Lateralmente, o lábio superior é separado das bochechas por sulcos nasolabiais (4 na fig. 1). Com a idade, surgem sulcos semelhantes nos cantos da boca, que delimitam o lábio inferior das bochechas (sulcos labio marginais).

5)   Um sulco labiomental separa o lábio inferior do queixo

6)   Na linha média, desde o lábio superior até ao septo nasal, encontra-se o *Filtrum* (6 na fig.1).

7)   Os cantos dos lábios (comissuras labiais) (7 na fig. 1) estão normalmente localizados ao nível dos caninos maxilares e dos dentes pré-molares mandibulares 1st.

8)   Os lábios apresentam dimorfismo sexual: regra geral, a pele do macho é mais espessa, mais firme e mais hirsuta, mas é menos móvel.

QUEIXO DE TECIDO MOLE :[30,31]

Tem uma anatomia lisa, curva/arredondada. A maior parte do tecido mole do queixo é constituída pelo músculo mental abaixo da fáscia e pelo tegumento (pele).

O MENTALIS é um fascículo cónico, situado lateralmente ao frénulo labial inferior.

Inserção: da parte apical dos incisivos laterais e da fossa incisiva mandibular descendo até à pele da região mental.

Acções:

1.   Eleva os tecidos da região mental, sulco mentolabial

2.   _Rugas' da pele mental.

3.   Eleva a base do lábio inferior.

4.   Protrusão/eversão do lábio inferior para beber, falar, exprimir dúvida ou desdém.

Sulco/dobra mentolabial (8 na fig. 1):

1)   Medida do ponto de maior incursão entre o bordo vermelhão do lábio inferior e o pogónio do tecido mole.

2)   Uma curva suave que pode indicar tensão no lábio inferior.

•   Profundamente curvado - Lábio inferior flácido.

Casos de mordida profunda de classe II (impacto dos incisivos maxilares).

Deficiência maxilar vertical.

* <u>Achatada</u> - tensão do lábio inferior.

Protrusão bimaxilar

Casos de classe III.

3) Variável clínica específica que pode afetar o sulco labiomental: posição do incisivo inferior.

Incisivos verticais - sulco pouco profundo.

Incisivos proclinados - sulco profundo.

NOSE , :[3031]

O nariz externo tem uma forma essencialmente piramidal.

Superiormente, é confluente com a testa na raiz do nariz (9 na fig.1), onde é apoiado pelos ossos nasais na ponte. Esta parte do nariz é imóvel.

Inferiormente, a ponta do nariz é designada por ápice (10 na fig. 1). A crista que liga a raiz e o ápice é designada por dorso (11 na fig. 1) do nariz.

O ápice e o dorso são suportados por cartilagem e são móveis. As narinas (narinas anteriores ou externas) estão separadas pelo septo que une o ápice do nariz ao filtro. As narinas conduzem ao vestíbulo nasal. Aqui a pele caracteriza-se por ter pêlos grosseiros. As margens laterais alargadas do nariz são conhecidas como as asas (12 na fig.1). Os sulcos nasolabiais do lábio superior continuam à volta das asas para formar os sulcos alares.

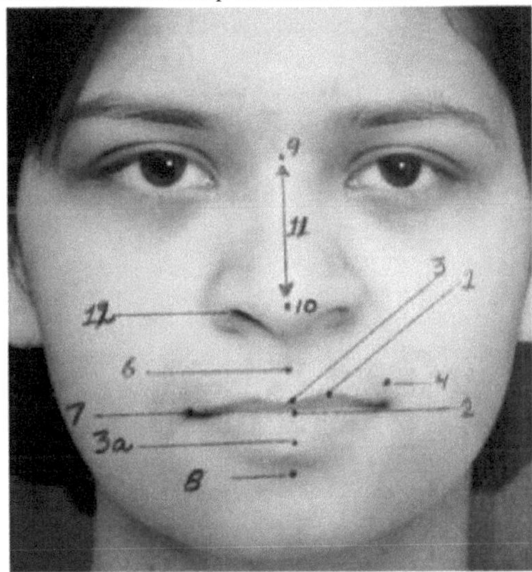

O esqueleto do nariz externo é composto por ambos:

(a) OSSOS - situam-se perto da ponte do nariz e são constituídos por

* Processos frontais dos maxilares.

* A parte nasal do osso frontal

* Ossos nasais

(b) ELEMENTOS CARTILAGINOSOS:

* Forma a parte inferior do nariz externo. Na linha média encontra-se a cartilagem septal. Esta é quadrangular e insere-se posteriormente no entalhe entre a placa perpendicular do

etmoide e o vômer.

• A cartilagem septal também está ligada à crista nasal da maxila e à espinha nasal anterior. A cartilagem septal no ápice do nariz externo é chamada de *columela*.

• A columela também pode ser definida como a ponta da parte móvel do septo. As superfícies laterais do nariz externo são suportadas pela cartilagem nasal lateral (superior) e pela cartilagem nasal maior (inferior).

• As cartilagens nasais laterais são placas triangulares. Estão unidas na linha média entre si e com a cartilagem septal.

• As cartilagens nasais maiores são finas e em forma de -Cl. As bordas medial e lateral são chamadas de crura. Estas cartilagens estendem-se desde o ápice do nariz até às asas para manter a permeabilidade das narinas anteriores.

• A cartilagem nasal está unida entre si e ao septo e à cartilagem nasal lateral por tecido fibroso. O tecido fibroso também une a parte posterior da cartilagem nasal maior à maxila. Podem também ser encontradas algumas cartilagens menores.

Bochechas :[30,31]

As bochechas são retalhos carnudos que formam uma grande parte dos lados do rosto. São contínuas na frente com os lábios, e a junção é indicada pelo sulco nasolabial, que se estende desde o lado do nariz até ao ângulo da boca.

Cada bochecha é composta por:

a) Pele

b) Fáscia superficial que contém o zigomático maior, o risório, o ducto parotídeo, as glândulas mucosas molares, os vasos e os nervos

c) Bucinador coberto pela fáscia bucofaríngea e perfurado pelo ducto parotídeo

d) Sub-mucosa, com glândulas bucais mucosas

e) Membrana mucosa, revestida por epitélios escamosos estratificados.

A almofada adiposa bucal está mais desenvolvida nos bebés, situa-se no bucinador, em parte por baixo do masséter e em parte à sua frente.

CAPÍTULO 4

Alterações dos tecidos moles com o crescimento

A harmonia facial em ortodontia é determinada pela relação morfológica e proporções do nariz, lábios e queixo. Uma vez que o equilíbrio entre estas 3 estruturas anatómicas pode ser alterado pelo crescimento e pelo tratamento ortodôntico, é clinicamente importante para o ortodontista compreender não só as alterações que ocorrem com o tratamento, mas também a quantidade e a direção do crescimento esperado nas estruturas faciais.

A compreensão do crescimento e desenvolvimento craniofacial é essencial na ortodontia para atingir *os objectivos do tratamento*. O crescimento craniofacial do esqueleto e dos tecidos moles influencia a configuração final da oclusão e a estética facial global.

Estudos anteriores indicaram que, embora o maior crescimento e desenvolvimento da face se deva a um aumento do tamanho das estruturas esqueléticas subjacentes, o crescimento dos tecidos moles desempenha um papel importante na estética facial global.

a) ***Subtelny (1959)***[3] estudou cefalometricamente as alterações longitudinais no perfil dos tecidos moles de 30 indivíduos da *amostra do estudo de Bolton*, desde os 3 meses até aos 18 anos de idade, e observou:

1) A espessura do tecido mole do nasion era praticamente constante.

2) A espessura do sulco labial superior aumentou cerca de 5 mm

3) A espessura do queixo do tecido mole aumentou cerca de 2 mm.

b) ***Bowker e Meredith (1959)***[3] mediram a espessura dos parâmetros dos tecidos moles em relação

para a linha N-Pg. A amostra incluiu rapazes e raparigas com idades compreendidas entre os 5 e os 14 anos.

1) A espessura do pogónio de tecido mole aumentou 1 mm, tanto nas raparigas como nos rapazes.

2) Crescimento do tecido mole no nasion 0.3mm (rapazes), 0.8mm (raparigas).

3) A ponta do nariz avançou 7,7 mm (rapazes) e 7,5 mm (raparigas)

4) A convexidade do lábio superior aumentou 1,8 mm (rapazes) e 2,8 mm (raparigas)

5) A prega mentolabial aumentou 0,2 mm (rapazes), não se alterando nas raparigas.

c) ***Nanda et al (1990)***[34] estudaram as alterações longitudinais do crescimento no perfil dos tecidos moles em 40 indivíduos do grupo etário dos 7-18 anos.

1) A espessura do pogónio dos tecidos moles aumentou 2,4 mm (rapazes) e 1,5 mm (raparigas).

d) ***Prahl Anderson et al. (1995)***[3] estudaram o crescimento dos lábios, queixo e nariz numa amostra longitudinal mista de 82 indivíduos.

1) O crescimento do pogónio de tecidos moles nas raparigas diminuiu após os 9 anos de idade; os rapazes, pelo contrário, apresentaram um surto de crescimento aos 14 anos de idade.

e) ***Bishara, Jacobsen (1998)***[36] no seu estudo longitudinal entre os 5 e os 25 anos de idade:

1) 17 indivíduos demonstraram uma diminuição da convexidade dos tecidos moles, 8 não demonstraram qualquer alteração e 10 demonstraram um aumento da convexidade facial com o crescimento.

2) O ângulo de convexidade dos tecidos moles aumentou 3 graus nos homens e 1,9 graus nas mulheres.

3) A convexidade total dos tecidos moles diminuiu numa média de 7,9 graus nos homens e 8,2 graus nas mulheres.

4) O ângulo H diminuiu 6,9 graus nos homens e 6,2 graus nas mulheres.

LIP

O perfil facial responde a alterações nos lábios e pode ser uma chave para prever a estabilidade após o tratamento ortodôntico.

1) Crescimento vertical dos lábios

Os primeiros estudos quantitativos sobre o crescimento facial dos tecidos moles foram efectuados por *Subtelny (1959)*[32] , que mediu as alterações longitudinais do crescimento dos tecidos moles dos lábios superior e inferior, do nariz e do queixo. Numa amostra do *estudo Bolton-Brush*, foram traçadas as placas da cabeça de adolescentes com idades entre 1 e 18 anos. Um padrão geral de mudança com cada incremento de idade foi descoberto pela comparação de medidas médias consecutivas dos vários intervalos de idade.

• O lábio superior apresenta um rápido aumento de comprimento: De 1 a 3 anos

• A taxa de crescimento incremental foi acentuadamente reduzida: Entre as idades de 3-6 anos

• A curva de crescimento médio mostrou uma subida aos 6 anos, com o incremento no comprimento a ocorrer aproximadamente ao mesmo ritmo que era evidente entre os 1 e os 3 anos de idade.

• Aumento progressivo do comprimento até aos 15 anos de idade.

• Depois, o crescimento vertical dos dois lábios parece abrandar sensivelmente.

A partir dos ficheiros da amostra do estudo de Bolton (estudo longitudinal), *Subtelny (1959)*[3] também estudou 15 indivíduos do sexo masculino e 15 do sexo feminino até à idade de aproximadamente 15 anos. Ele relatou que os

1. A correlação entre o crescimento dos tecidos duros e moles não é estritamente linear.

2. O crescimento dos tecidos moles é bastante independente dos tecidos esqueléticos subjacentes

Vig e Cohen (1979)[3] *documentaram* que o crescimento vertical do esqueleto e dentoalveolar (a altura facial anterior inferior) em adolescentes entre as idades de 4 e 20 anos era geralmente concluído antes da conclusão do crescimento vertical dos lábios. Tanto os lábios superiores como os inferiores crescem mais do que o esqueleto inferior da face.

- O lábio inferior cresce verticalmente mais do que o lábio superior.

Importância clínica deste estudo:

1) A maioria das crianças com incompetência labial aos 6 anos de idade experimenta a auto-correção da incompetência labial aos 16 anos.

2) Entre os 6 e os 8 anos de idade, a incompetência labial é muitas vezes subjetivamente relacionada com lábios curtos, quando na realidade é provavelmente uma função do crescimento incompleto dos tecidos moles e deve ser considerada normal na maioria dos adolescentes.

3) O crescimento vertical dos lábios está definitivamente relacionado com a idade e o género.

O estudo transversal *de Mamandra* (1988)[38,39] sobre o crescimento dos lábios não só mapeia o crescimento dos tecidos moles da face durante a adolescência, mas também aponta algumas diferenças importantes entre os sexos no crescimento facial; são elas:

• O comprimento do lábio maxilar nas mulheres foi atingido aos 14 anos de idade

• A curva de crescimento vertical do lábio nos homens parece ter-se nivelado em alguns casos por volta dos 18 anos, mas claramente não estava completa.

• O crescimento vertical do comprimento do lábio mandibular persistiu mais tempo do que o comprimento do lábio maxilar nas fêmeas, que se estabilizou aos 16 anos.

- A percentagem incremental era maior nos homens do que nas mulheres e também não estava totalmente completa aos 18 anos.

Genecov et al (1990)[4] concluíram as seguintes diferenças no padrão de crescimento labial de homens e mulheres

Caraterísticas da idade Comprimento do lábio superior	Homens	Mulheres
Entre 7 e 17 anos	Maior aumento do comprimento do lábio superior do que nas fêmeas	Menos
Crescimento vertical dos lábios	Pouco crescimento vertical dos lábios entre os 12 e os 17 anos	Pouco crescimento vertical dos lábios entre os 7-12 anos
Aumento vertical da altura do lábio superior após os 16 anos	Pouco mais de 2 mm	Menos de 1 mm

- O dimorfismo sexual foi demonstrado na dimensão vertical.
- As medições mostram que o lábio é mais comprido nos rapazes do que nas raparigas e que a velocidade de crescimento nas raparigas diminui muito cedo, aos 9 anos de idade.
- A distância labrale inferiorgnathion mostra uma diferença entre rapazes e raparigas; os rapazes mostram constantemente um ip inferior mais longo do que as raparigas. Não foi encontrada nenhuma diferença vertical importante na distância entre rapazes e raparigas para a distância entre o labrale inferior e o sulco inferior.
- A posição do lábio superior é mais elevada nas raparigas do que nos rapazes, em relação ao incisivo superior.
- A distância entre a ponta do incisivo e o ponto mais baixo do lábio superior é maior nas raparigas do que nos rapazes e aumenta mais nas raparigas do que nos rapazes, indicando que as raparigas terão uma linha labial mais alta do que os rapazes. A distância entre a ponta do incisivo e o SNA aumenta com a idade, tanto nas raparigas como nos rapazes, como seria de esperar com a erupção do incisivo.

2) Espessura dos lábios

Subtelny (1959)[32] observou a espessura do lábio em ambos os sexos, cujos resultados são:

Caraterística	Lábio superior	Lábio inferior
Região de espessura máxima	O ganho de espessura foi maior na região do vermelhão do que na região sobrejacente ao ponto A	O ganho de espessura foi maior na região do vermelhão do que no pogónio e no ponto B
Mudanças de idade	a) Tanto em indivíduos do sexo masculino como do sexo feminino, com idades compreendidas entre 1 e 14 anos, o lábio superior apresentou um aumento de espessura b) Após 14 anos, aumento contínuo da espessura - homens, fêmeas - não se tornaram visivelmente mais espessas.	Observou-se um aumento da espessura a partir dos 1-18 anos de idade *Homens* - aumento médio de 7 mm *Mulheres* - aumento médio de 6 mm

Mamandras (1988)[39] examinou a espessura dos lábios durante o crescimento e verificou que:

Para o lábio maxilar	Feminino	Masculino
Espessura máxima atingida por	14 anos e manteve-se inalterada até aos 16 anos, com os lábios a afinarem após a idade	16 anos, começa a desbastar após esse marco etário
Lábio mandibular	**Feminino**	**Masculino**
Espessura horizontal completada por	15 anos	15 anos

As conclusões de *Nanda et al (1990)*[3] relativamente à espessura do lábio superior são que esta aumentou uniformemente entre os 7 e os 18 anos de idade.

Mulheres: Atingir a espessura total dos lábios aos 13 anos, com um ligeiro afinamento a partir dessa idade.

Homens: A espessura do lábio continuou numa curva ascendente até aos 18 anos de idade.

A espessura do lábio inferior foi determinada entre dois pontos: o lábio inferior e o incisivo inferior.

• A velocidade do crescimento horizontal diminui depois dos 13 anos nas raparigas.

• Nos rapazes, a velocidade de crescimento aumenta a partir dos 11,5 anos de idade, com um surto máximo de crescimento por volta dos 14 anos.

• As diferenças relacionadas com o género foram encontradas principalmente na direção horizontal. As raparigas param de crescer mais cedo do que os rapazes. Nos rapazes, o lábio inferior fica mais saliente do que nas raparigas. Este facto não pode ser explicado por uma maior espessura do lábio (menos de 1 mm nos rapazes), mas deve-se provavelmente a uma alteração na estrutura do lábio inferior.

• A espessura do lábio superior aumenta com a idade, mas a velocidade de crescimento diminui durante a puberdade nas raparigas. A espessura do lábio medida entre o subnasal e o SNA não segue exatamente esta tendência porque a distância é maior nas raparigas do que nos rapazes durante a puberdade. A espessura do lábio é maior nos rapazes do que nas raparigas porque o ponto A parece mover-se relativamente para distal.

- A maioria dos estudos longitudinais anteriores demonstrou que *os lábios* aumentam de espessura dos 7 aos 20 anos de idade, mais nos rapazes do que nas raparigas. O lábio inferior cresce significativamente mais do que o lábio superior, e os lábios crescem mais do que a altura facial anterior do esqueleto.

Implicações clínicas:

1) As raparigas com uma linha gengival alta devem ser tratadas cautelosamente com intrusão, uma vez que não se pode esperar uma correção espontânea com a idade, ao passo que o mesmo pode acontecer nos rapazes.

A diminuição precoce (antes da puberdade) da velocidade de crescimento da altura da face anterior superior nas raparigas também deve ser tida em conta quando se trata de doentes com problemas na dimensão vertical.

2) A diferença na espessura dos lábios entre os dois sexos observada nestes estudos pode significar que o resultado do tratamento da terapia de extração no perfil facial será mais percetível em pacientes do sexo feminino do que em pacientes do sexo masculino. Uma vez que os lábios femininos não engrossam muito durante a puberdade, qualquer plano de tratamento de extração para mulheres com perfis rectos a convexos deve ser considerado com

precaução.

3) A análise da plenitude labial em rapazes de 12 a 13 anos deve também incluir o facto de que, embora os lábios se tornem mais espessos, a taxa de crescimento nasal é proporcionalmente maior; por conseguinte, a plenitude labial em relação ao nariz diminuirá.

CRESCIMENTO NASAL

O estudo de **Subtelny (1959)**[3] sobre as caraterísticas longitudinais do perfil dos tecidos moles documentou pela primeira vez o crescimento para baixo e para frente do nariz que ocorre durante a maturidade.

- Descobriu que, tanto nos homens como nas mulheres, a dimensão vertical do nariz teve um crescimento proporcionalmente maior do que a projeção anteroposterior.

- Observou também o surto de crescimento e concluiu que:

Idade do surto de crescimento nasal:

Homem:

- 10-16 anos
- Centro deste surto por volta dos 13-14 anos
- Alguns casos surgem logo aos 10 anos ou aos 15-16 anos

Feminino:

- Não apresentou o mesmo surto de crescimento nasal
- Ter uma curva de crescimento mais estável
- Se houver um estirão de crescimento, este é observado por volta dos 12 anos.

Mamera e Subtelny (1961)[3] estudaram 46 headfilms seriados da amostra Bolton-Brush, representando idades entre 10 e 16 anos. Os achados importantes foram:

1) Crescimento do nariz para baixo e para a frente

2) Uma tendência geral para as raparigas terem um crescimento nasal ligeiramente superior ao dos rapazes durante o início da adolescência.

3) O aumento incremental total do crescimento nasal nos rapazes foi maior entre os 10 e os 16 anos.

4) A maior parte do crescimento em comprimento dos ossos nasais ocorreu antes dos 10 anos, mas o tecido mole do nariz cresceu para baixo e para a frente com o complexo maxilar.

5) Má oclusão de Classe II de Angle:

a. Apresenta uma elevação acentuada do dorso do nariz

b. O dorso do nariz apresenta uma convexidade que acompanha a convexidade geral do rosto.

c. Os indivíduos da classe I tendem a ter narizes mais rectos.

Burke et al (1989)[44] referem que a proeminência do dorso nasal está relacionada com a largura intercantal. A proporção nos machos aumenta de 59%-76% e nas fêmeas aumenta de 65-70%.

Estes dados ilustram o aumento da proeminência do zumbido nasal que é tão caraterístico nos rapazes durante o início da puberdade.

Projeção da ponta nasal - pico

- Raparigas - 9-10 anos
- Rapazes - 13-14 anos

Assim, os dados sugerem que o nariz apresenta de facto um surto de crescimento na adolescência em ambos os sexos, mas de forma mais significativa nos homens.

Buschang et al (1993)[42] quantificaram o crescimento do dorso superior e inferior separadamente, num esforço para quantificar as mudanças de forma no nariz. Os resultados do seu estudo indicam que as alterações de forma do dorso nasal estão mais estreitamente relacionadas com as alterações de angulação do dorso inferior e da ponta nasal.

Dorso nasal superior: Roda para cima e para a frente (no sentido contrário ao dos ponteiros do relógio) entre os 6 e os 14 anos de idade.

Dorso nasal inferior: mostra uma relação com os padrões esqueléticos verticais e horizontais na parte inferior da face.

Demonstração dos cultivadores verticais - rotação no sentido dos ponteiros do relógio.

* O crescimento do *nariz* parece estar relacionado com o crescimento do esqueleto até certo ponto, mas o crescimento dos tecidos moles é provavelmente o principal responsável pelas diferenças de tamanho entre rapazes e raparigas. O crescimento do esqueleto e dos tecidos moles do nariz segue o mesmo padrão de crescimento.

* O crescimento vertical do nariz foi medido entre os tecidos moles nasion e subnasale e entre nasion e pronasale.

O nariz dos rapazes cresce durante um período mais longo e com maior velocidade por volta da puberdade, em comparação com as raparigas. Nas raparigas, a velocidade de crescimento mantém-se constante ou diminui. As raparigas apresentam um declínio do crescimento nasal, enquanto os rapazes apresentam um aumento da velocidade de crescimento após os 12 anos de idade.

O crescimento do nariz para a frente é maior do que o do queixo de tecido mole, ambos contribuem para a impressão de que os lábios estão a recuar no perfil facial.

O crescimento nasal atinge o seu pico nas mulheres aos 16 anos e nos homens aos 18 anos. Foram registados pequenos incrementos de crescimento nasal entre os 18 e os 22 anos e mesmo até aos 26-29 anos ou mais.

* As taxas médias anuais de crescimento horizontal do *pronasale (Pr)* são de 1,54 mm durante a infância e de 1,89 mm durante a adolescência.

* As taxas de crescimento para o *subnasal (Sn)* foram de 1,25 mm durante a infância e 1,23 mm durante a adolescência, a distância entre os dois pontos aumenta durante a infância, e aumenta ainda mais durante a adolescência.

As correlações entre as taxas de crescimento em Sn e Pr e o crescimento horizontal em ANS e no ponto A são elevadas (0,62-0,84) e consistentemente positivas, indicando que os indivíduos com elevadas taxas de crescimento esquelético terão elevadas taxas de crescimento dos tecidos moles.

As relações entre o crescimento do esqueleto e dos tecidos moles são lineares, mas não isométricas.

Quando o desenvolvimento nasal é excessivo, o crescimento produz um perfil ainda mais côncavo. Um clínico que não tenha diagnosticado o potencial de crescimento nasal excessivo terá dificuldade em convencer o paciente de que um perfil inestético é devido ao nariz e não ao tratamento ortodôntico.

O *ângulo nasolabial*

Medido a partir de

a) Intersecção das tangentes da parte mais anterior do lábio superior e do Sn (subnasal) à columela.

b) Ângulo entre Cm (columella), Sn, Ls (labrale superius).

1) É maior nas raparigas do que nos rapazes e diminui com a idade mais nas raparigas do que nos rapazes. A razão para isto pode ser o facto de a ponta do nariz ser sustentada pelo septo nasal e pelo SNA. O SNA é levado para a frente com a idade. O ponto A move-se

relativamente para distal com a idade, e o lábio superior cresce apenas ligeiramente na direção vertical, especialmente nas raparigas.

2) O ângulo nasolabial diminui com a idade. A diferença entre rapazes e raparigas aos 9 anos de idade diminui com a idade devido a:

a. A diminuição da velocidade de crescimento nas raparigas.

b. A ponta do nariz nas raparigas cresce relativamente mais para cima do que nos rapazes

c. O lábio superior muda muito pouco na direção sagital.

No entanto, na dimensão vertical, o lábio superior das raparigas move-se relativamente para cima.

CHIN

O crescimento do queixo é ilustrado pela espessura do tecido mole no pogónio (a distância entre o pogónio e o pogónio do tecido mole).

O crescimento nas raparigas diminui após os 9 anos de idade; os rapazes, pelo contrário, apresentam um surto de crescimento aos 14 anos de idade.

Genecov et al (1990)[40] documentaram que

	Feminino	Masculino
Espessura do tecido mole do queixo medida do Pogonion (Pg) ao Pogonion do tecido mole (Pg) aos 7-9 anos	11,7 mm	10,3 mm
Aumento da espessura dos tecidos até aos 17 anos	1,6 mm	2,4 mm
Espessura do tecido mole do queixo aos 17 anos	13,3 mm	13,3 mm

Nanda (1955)[3] estudou o crescimento longitudinal dos tecidos moles e dos tecidos duros, tendo efectuado três medições lineares na zona do queixo:

1) Espessura dos tecidos moles no pogónio - medida de Pog a Pog'

2) Espessura da sínfise óssea

3) Borda esquelética da sínfise para um plano de referência posterior (passando pelo ponto Ptv perpendicular ao plano FH).

Concluíram que o aumento da projeção do queixo observado no homem durante o crescimento se deve mais ao crescimento mandibular do que a alterações dos tecidos moles do próprio queixo.

O ROSTO MADURO

Formby et al (1994)[44] estudaram as alterações gerais dos tecidos moles em 24 homens e 23 mulheres com idades compreendidas entre os 18 e os 42 anos.

<u>Homens:</u>

- O perfil endireitou-se
- Os lábios tornaram-se mais retrusivos
- O nariz aumentou de tamanho em todas as dimensões
- Verificou-se um aumento da espessura dos tecidos moles no pogónio
- Verificou-se uma diminuição da espessura do lábio superior com um ligeiro aumento da espessura do lábio inferior

<u>Fêmeas:</u>

- O perfil não se tornou mais reto
- Os lábios não se tornaram mais retrusivos
- O nariz também aumenta de tamanho em todas as dimensões

- Verificou-se uma diminuição da espessura dos tecidos moles no pogónio
- Verificou-se uma diminuição da espessura do lábio superior com um ligeiro aumento da espessura do lábio inferior.

Alterações dos tecidos moles encontradas no estudo *de Behrent (1994)*[43] dos indivíduos com idades compreendidas entre os 17 e os 83 anos:

1. **Alterações nasais:**

Projeção nasal: aumentada

Ponta nasal: deslocar inferiormente

Diminuição da posição vertical

2. **Espessura dos lábios:**

- Tornar-se menos proeminente
- Tendem a localizar-se mais inferiormente
- O lábio superior tende a rodar para baixo e para trás a partir da base do nariz

3. **Alterações nasolabiais:**

- Abaixamento da ponta nasal
- O ângulo nasolabial torna-se mais agudo

CAPÍTULO 5

Alterações esperadas dos tecidos moles com o tratamento ortodôntico

O tratamento ortodôntico, por si só, provocará alterações no terço inferior da face, tendo um efeito relativo no nariz e no perfil facial geral. Os lábios e o sulco mentolabial são diretamente influenciados pelo movimento da dentição. Em pacientes com má oclusão de Classe II, divisão 1, a retração dos dentes anteriores superiores seguida de um recuo do lábio superior pode melhorar um perfil protrusivo.[44-52]

Não se pode esperar que lábios superiores morfologicamente/anatomicamente curtos com incompetência labial no início do tratamento atinjam o selamento oral após o tratamento. A comparação entre o comprimento do filtro e da comissura lateral pode ser utilizada para descrever a inadequação do lábio superior. Normalmente, o filtro não é mais do que 2-3 mm mais curto do que as comissuras.

1) ***Looi e Mills (1986)[44]*** encontraram 1 mm de retração do lábio superior com 4 mm de retração do bordo incisal superior pela mecanoterapia de Begg em indivíduos com espessura e comprimento labiais normais. O lábio inferior é mais sensível às alterações da borda incisal inferior. Segue os incisivos numa proporção de 1:1 (100%).

2) Verifica-se um aumento de 1,2 graus no ângulo nasolabial com 1 mm de retração do lábio superior. Observa-se um espessamento progressivo dos lábios U/L quando o afunilamento labial (tensão) está presente.

3) O contorno do sulco mentolabial aprofunda-se com a retração dos incisivos.

4) 60% - 70% de movimento dos lábios com alteração anteroposterior na dentição anterior. Haverá uma alteração mínima nos tecidos moles com o movimento vertical dos dentes, exceto se ocorrer rotação da mandíbula.

5) Pacientes com sobressaliência aumentada - se a proeminência dos incisivos superiores for reduzida, a estabilidade dos resultados depende do facto de o lábio inferior cobrir os incisivos superiores para evitar a recidiva da sobressaliência após o tratamento. Do mesmo modo, a redução total do overjet é muito importante para dar ao lábio a melhor hipótese possível de estabilizar os incisivos.[53]

6) Se o padrão esquelético for desfavorável (maior discrepância da mandíbula) no plano vertical ou anteroposterior, então, mesmo com um comprimento normal, os tecidos moles estão amplamente separados e não mudarão muito após o tratamento.[53]

7) A fraqueza muscular, a perda de extensibilidade dos tecidos e a atrofia do músculo orbicularis oris, responsável pelas funções do lábio superior, devem-se à falta de função (incompetência labial).

8) Os pacientes com lábios funcionalmente inadequados necessitarão de exercícios de selamento labial para recuperar a tonicidade muscular e alcançar o selamento oral após o tratamento. A mera retração dos dentes proclinados não permite obter o tónus e o equilíbrio labial (selamento labial).

9) Lábios mais finos com afunilamento labial (tensão) mostram um recuo máximo com a retração dos incisivos. Por conseguinte, os pacientes do sexo feminino apresentam mais alterações nos tecidos moles dos lábios.

10) Alterações do ângulo nasolabial relacionadas com a retração dos incisivos superiores :[54]

• Por cada milímetro de retração *do Is* (incisivo superior), o ângulo nasolabial aumenta em média 1,63 graus.

• Aproximadamente 90 por cento do aumento do NLA está relacionado com a queda do lábio após a retração *do Is*, e aproximadamente 10 por cento está relacionado com a alteração da inclinação ao longo do bordo da columela do nariz.

11) Há um aumento de 2,2 graus no ângulo nasolabial por cada milímetro de aumento na LFH (altura facial inferior) associado ao tratamento ortodôntico.

12) Por cada grau de aumento do MPA durante o tratamento, há um aumento de 2,8 graus no ângulo nasolabial.

Por outras palavras, a LFH aumenta em 0,6 mm e o ângulo do plano mandibular (MPA) aumenta em 0,13 graus por cada milímetro de retração do Is. Ambos os aumentos de LFH e MPA têm uma associação significativa com o aumento do NLA.

13) Retração do lábio superior para o incisivo: A relação entre a retração do superius incisivo (Is) e a alteração do superius labial (Ls) é de aproximadamente 2,5 para 1. Ou seja, por cada 2,5 mm de retração do Is, o Ls move-se 1 mm na mesma direção.

14) Alteração do lábio inferior durante a retração do incisivo inferior: Por cada milímetro que o Is (incisivo) é retraído, a espessura do Lábio Inferior diminui em 0,34 mm.

CAPÍTULO 6

Alterações dos tecidos moles com procedimentos cirúrgicos ortognáticos

É de extrema importância que o ortodontista e o cirurgião oral conheçam as alterações dos tecidos moles que podem ser esperadas de uma determinada quantidade e direção do movimento ósseo cirúrgico. A variabilidade da espessura do tecido mole de paciente para paciente requer uma avaliação pré-cirúrgica abrangente.

No entanto, é altamente impossível prever *com precisão* as alterações dos tecidos moles devido ao comportamento complexo das estruturas anatómicas que compõem o tecido mole facial.

F F Schudy (1965)[55]

Recuo mandibular

* O queixo de tecido mole segue o queixo ósseo numa proporção de 1:1.

* *O lábio inferior na borda do vermelhão, no entanto, só segue a borda do incisivo mandibular em uma relação de 75% ou uma proporção de 3:4.* Curiosamente, o lábio superior na borda do vermelhão segue a mandíbula para trás em aproximadamente 20% do movimento mandibular, mesmo que nenhuma estrutura dura maxilar tenha sido movida. O movimento do lábio superior nas cirurgias de recuo mandibular talvez esteja relacionado ao *fato de que a maioria desses pacientes compensa a deformidade esquelética no pré-operatório com uma mudança nos tecidos moles, na tentativa de produzir um selamento oral.*

Avanço mandibular total

* O queixo de tecido mole segue o tecido duro numa proporção de 1:1.

* Relação de *2:3* no avanço do lábio inferior no bordo do vermelhão com o lábio inferior a mover-se cerca de *62%* da distância do avanço dos incisivos inferiores.

Recuo alveolar mandibular

* Não há alteração no queixo de tecido duro quando apenas o alvéolo mandibular é retraído (não a mandíbula completa como no prognatismo verdadeiro). Portanto, o mento de tecido mole permanece relativamente inalterado.

* O lábio inferior acompanha o movimento para trás do alvéolo anterior. Isto está na mesma proporção que no recuo mandibular total.

* A distância que o lábio inferior na borda do vermelhão se move é aproximadamente *75%* da distância que os incisivos inferiores retraem. A espessura do lábio inferior aumenta com a retração dos incisivos inferiores.

Avanço total do maxilar

* Alteração do ângulo nasolabial (NLB):

Geralmente, a NLB diminui com o movimento anterior da maxila. Isto faz rodar a ponta do nariz superiormente.

* Alteração do lábio superior:

No avanço maxilar, o lábio move-se anteriormente em *metade* da quantidade do movimento do tecido duro. Está associado um achatamento e afinamento do lábio superior e também um aumento do comprimento.

* Alteração no nariz:

Normalmente, verifica-se um alargamento da base do nariz. Isto deve-se ao encurtamento dos músculos quando elevados.

A ponta nasal move-se superiormente *1 mm* por cada *6 mm de* movimento superior da maxila. O dorso nasal não é afetado pelo avanço da maxila.

Recuo total do maxilar

- Alteração do ângulo nasolabial.

Geralmente, o ângulo nasolabial aumenta com a intrusão e a retração da maxila.

Intrusão maxilar total

- Com a intrusão e a protracção, o ângulo nasolabial permanece relativamente inalterado.
- Na intrusão maxilar, o bordo inferior do lábio superior move-se superiormente numa proporção de *1:0,4* e o lábio superior rola para dentro.

Alteração do lábio inferior

- A alteração do lábio inferior em resposta à intrusão maxilar é imprevisível.
- O queixo de tecido mole responde à intrusão maxilar posterior rodando automaticamente no mesmo arco que o queixo ósseo - *relação 1:1*.

Recuo alveolar maxilar

- O tecido mole segue o incisivo superior numa proporção (mole para duro) que varia *entre 1:2 e 1:3*.
- O movimento do lábio superior tem sido descrito como rotacional e translacional em torno de um centro de rotação na região entre o sulco nasolabial (subnasal) e a espinha nasal anterior.
- Hemleton afirmou que o lábio superior engrossa 1 mm por cada 3 mm de movimento dentário.

Recuo alveolar bimaxilar

- Não há diferença no rácio de alterações dos tecidos moles dos pacientes que foram submetidos a cirurgia na maxila e na mandíbula, quando comparados com os que foram submetidos a recuo alveolar em apenas uma arcada.
- A proporção de *1:2* na maxila e *3:4* na mandíbula é verdadeira.

Dimensões verticais

Genioplastia: Posicionamento superior

- O tecido mole acompanhou a redução do tecido duro a um nível de aproximadamente 80%.
- A plenitude dos lábios é afetada por alterações verticais. Com o aumento da altura dos lábios, estes tornam-se mais finos e vice-versa.

Genioplastia: Aumento do queixo

- Quando é efectuada uma genioplastia de aumento, a alteração no tecido mole será na proporção *de 1:0,7*.
- Quando é utilizado um material aloplástico, este rácio é de *1:0,9*.

Assim, se o doente necessitar idealmente de mais 7 mm de tecido mole no queixo, será necessária uma genioplastia óssea de cerca de 10 mm.

Resumo: Ao comparar a diferença entre as proporções de tecido mole com o recuo maxilar e o recuo mandibular, o tecido mole segue o tecido duro numa relação mais próxima na mandíbula, porque o tecido mole do lábio superior está firmemente ligado à base do nariz.

Profitt e White (1991)[56]

Procedimentos mandibulares

Quando a mandíbula é reposicionada antero-posteriormente: é mais fácil prever as alterações dos tecidos moles.

Avanço total

- O pogónio e a prega labiomental avançam 100% em relação ao osso
- Avanço do lábio inferior 67% em relação ao osso

- Os incisivos inferiores avançam 85% em relação ao osso
- O lábio inferior assume uma posição superior aos incisivos.

<u>Recuo total</u>:
- Queixo, prega labiomental, lábio inferior retrai-se 90%
- O lábio superior retrai-se 20%

<u>Avanço subapical.</u>
- Adiantamentos inferiores 60%
- Não há alteração da posição do queixo.
- Diminuição da proeminência da prega labiomental.

<u>Recuo subapical</u>
- Os lábios inferiores movem-se para trás 75%
- Aumenta a proeminência da prega labiomental
- Restantes tecidos moles inalterados

Procedimentos maxilares:
Estão disponíveis tabelas de previsão baseadas em equações de regressão múltipla.

Melhor método: Inspeção visual do suporte do lábio em U para prever alterações no lábio e no nariz.

A alteração dos tecidos moles depende de uma gestão especial dos tecidos moles juntamente com os movimentos ósseos dentários:

a) A altura a que a incisão é efectuada no vestíbulo tem influência no comprimento do lábio no pós-operatório. (Quanto mais alta for a incisão no vestíbulo, maior será o encurtamento do lábio).

b) Controlo da base alar.

c) Método de fecho dos tecidos moles. A não sutura cuidadosa dos músculos transeccionados pode levar ao encurtamento do lábio e ao alargamento da base nasal.

<u>Avanço da maxila</u>
- 50% de avanço do lábio superior
- 30% de avanço da ponta nasal
- Diminuição de 1,2 graus por mm de ângulo nasolabial

<u>Recuo da maxila</u>
- 50 - 65% de retração do lábio superior
- 30% de retração da base do nariz, sulco labial superior.
- Aumento de 1,2 graus por mm de ângulo nasolabial

<u>Reposicionamento superior</u>
- O lábio em U é encurtado em 20-40%
- Base do nariz, a ponta nasal sobe 20%

<u>Reposicionamento inferior</u>
- O comprimento do lábio em U aumenta em 15%.
- Queda muito ligeira da ponta nasal

CAPÍTULO 7

Exame clínico

O objetivo do exame clínico dos tecidos moles do rosto é uma avaliação das proporções faciais e não da estética em si.[57,58]

• As caraterísticas faciais distorcidas e assimétricas são um dos principais factores que contribuem para os problemas estéticos faciais, enquanto as caraterísticas proporcionais são aceitáveis, embora nem sempre sejam bonitas. Por conseguinte, um objetivo adequado para o exame clínico é detetar desproporções.

• Além disso, as observações das caraterísticas faciais superficiais em repouso e em ação complementam grandemente o nosso conhecimento das relações oclusais e das posições dos dentes.

AVALIAÇÕES DAS PROPORÇÕES FACIAIS

O primeiro passo:

Olhar bem para o doente, examinando-o em termos de caraterísticas de desenvolvimento e de uma impressão geral. No caso dos rostos, como em tudo o resto, olhar demasiado depressa para os pormenores acarreta o risco de não ver o panorama geral.

Posição do doente:

O doente deve estar sentado na cadeira de modo a que a coluna vertebral esteja erecta e a cabeça bem colocada sobre a coluna vertebral. O plano de Frankfort deve estar aproximadamente paralelo ao chão. Esta posição na cadeira, embora não seja útil para o exame dentário intra-oral, é mais útil para examinar as caraterísticas faciais externas, as funções dos maxilares e as relações oclusais.

EXAME DOS TRAÇOS EXTERIORES DO ROSTO

A) Exame morfológico:

a) Postura dos lábios

Quando a mandíbula está na sua posição postural, os lábios tocam-se normalmente de forma ligeira, efectuando um selamento oral.

A postura dos lábios é melhor estudada durante a postura normal da cabeça e da mandíbula. Normalmente, os lábios encontram-se numa relação sem tensão ao nível do plano oclusal.

No entanto, se os lábios estiverem separados em repouso por mais de 3 a 4 mm, é designado por incompetência labial. Por conseguinte, os lábios proeminentes estão separados quando estão em repouso e o doente tem de se esforçar para colocar os lábios sobre os dentes.

Com base na postura dos lábios, podemos classificá-los nos quatro tipos seguintes:

1. Lábios competentes: Os lábios estão em contacto ligeiro quando a musculatura perioral está relaxada.

2. Lábios Incompetentes: são lábios morfologicamente curtos que não formam um selamento labial num estado relaxado. O selamento labial pode ser conseguido através de contracções activas dos músculos periorais e mentais.

• Filtro curto

• Excesso vertical do maxilar

• Altura excessiva da face inferior

3. Lábios Potencialmente Incompetentes: São lábios normais que não conseguem formar um selamento labial devido à proclinação dos dentes anteriores.

Excesso de sobressaliência.

4. Lábios evertidos: São lábios hipertrofiados com fraca tonicidade muscular.

Lábio redundante (por exemplo, lábio inferior, casos de Classe III)

Palpar os lábios para verificar se têm o mesmo tónus e desenvolvimento muscular

b)   Cor, textura e tamanho dos lábios

Qualquer diferença nestas funções é indicativa de mau funcionamento dos lábios. Os lábios hiperactivos podem ser - maiores, mais vermelhos e mais húmidos do que os lábios hipoactivos ou normais.

Se o lábio inferior estiver por baixo dos incisivos superiores durante a deglutição, é geralmente mais vermelho, mais pesado e mais provável que esteja húmido e macio. O lábio superior menos ativo apresenta-se mais frequentemente gretado e de cor mais clara.

B)   Exame funcional:

1.   Observar a contração dos músculos labiais e faciais durante a deglutição

2.   Observar a FUNÇÃO dos lábios durante a mastigação:

Método: Para estudar a mastigação, podem ser utilizados alimentos secos para o pequeno-almoço, do tamanho de uma dentada.

Mastigação normal	Dentes de engolir	Má oclusão de classe II
Os lábios estão ligeiramente unidos	Fortes contracções dos músculos mentais e circum-orais	Fortes contracções dos músculos mentais e circum-orais

• Estudar a função labial durante a FALA. Examinar a relação incisivo-lábio em repouso e enquanto o doente fala.

• Palpar os músculos elevadores do maxilar, de pé atrás do doente, mantendo os dedos ligeiramente' sobre a maior parte da área muscular em ambos os lados. Isto é feito para identificar a função muscular assimétrica e a tonicidade.

A palpação dos músculos direito e esquerdo durante funções simples como a abertura da mandíbula, o bater dos dentes ou a deglutição constitui um meio surpreendentemente sensível de detetar actividades musculares assimétricas.

C)   Diagnóstico diferencial dos lábios:

a)   Lábios morfologicamente inadequados

• É raro encontrar casos clínicos em que o lábio superior seja morfologicamente curto.

• Se a altura do filtro for mais de 3-4 mm inferior às comissuras laterais - lábio superior anatomicamente curto.

b)   Lábios funcionalmente inadequados

Por vezes, os lábios são adequados em tamanho, mas não funcionam corretamente. Por exemplo, o lábio superior numa má oclusão extrema de Classe II, Div.1, o lábio inferior hiperativo sela-se contra as superfícies linguais dos incisivos superiores, enquanto o lábio superior quase não funciona.

c)   Lábios funcionalmente anormais

Neste caso, há presença do músculo mental hiperativo e do músculo Orbicular Inferior.

<u>Análise das proporções faciais</u>

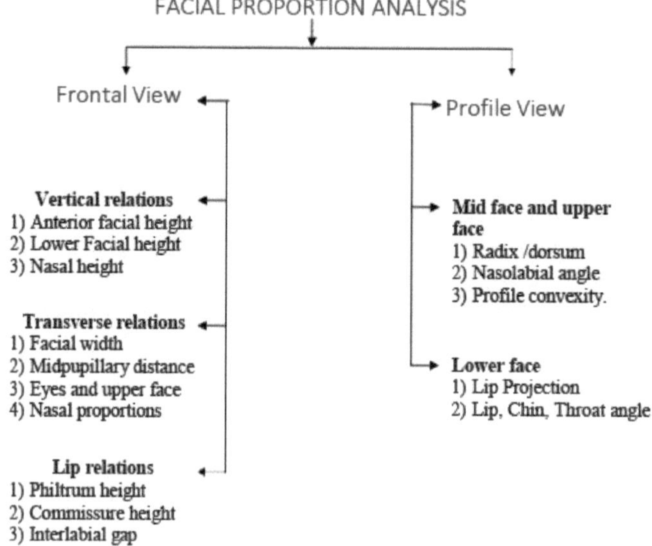

Vista frontal Vista de perfil

Relações verticais

1) Altura facial anterior 2) Altura facial inferior 3) Altura nasal

Relações transversais

1) Largura facial 2) Distância médio-pupilar 3) Olhos e face superior 4) Proporções nasais

Relações labiais

1) Altura do filtro 2) Altura da comissura 3) Espaço interlabial

Face média e face superior

1) Radix /dorsum 2) Ângulo nasolabial 3) Convexidade do perfil.

Face inferior

1) Projeção dos lábios 2) Ângulo dos lábios, do queixo e da garganta

Relações labiais

1) Altura do filtro
2) Altura da comissura
3) Fenda interlabial

A. Vista frontal

Os rostos atraentes tendem a ter proporções e relações comuns que geralmente diferem dos valores normativos. O primeiro passo na análise das proporções faciais é examinar o rosto em vista frontal para verificar as larguras proporcionais dos olhos, nariz e boca para simetria bilateral.

Índice facial: É a relação proporcional entre a altura e a largura do rosto. Mais do que o valor absoluto da altura ou da largura, o índice estabelece o tipo facial global.

Parâmetro	Masculino	Feminino
Largura facial - inter Largura zigomática (zy-zy) (mm)	137 (4.3)	130 (5.3)
Altura da face (N-gn)	121 (6.8)	112 (5.2)
Índice facial (N-gn/zy-zy)	88.5 (5.1)	86.2 (4.6)

(Os desvios-padrão estão entre parêntesis)

Tipo facial: As diferenças nos tipos faciais devem ser tidas em conta quando as proporções faciais são avaliadas, e as variações dos rácios médios podem ser compatíveis com uma boa estética facial.

O rosto pode ser classificado nos três tipos seguintes:

a. *Mesoprosopia:* É uma forma de rosto média ou normal

b. *Euryprosopic:* Este tipo de rosto é largo e curto

c. *Leptoproscópico:* É uma forma de rosto longa e estreita.

Avaliação da simetria facial: Na maioria das pessoas, os lados direito e esquerdo não são idênticos. Assim, um certo grau de assimetria é considerado normal.

As assimetrias que são grosseiras e facilmente detectadas devem ser registadas. As assimetrias faciais grosseiras podem ocorrer como resultado de:

a. Defeitos congénitos

b. Atrofia/hipertrofia hemi-facial

c. Anquilose e hiperplasia condilar unilateral.

RELAÇÕES FACIAIS VERTICAIS FRONTAIS

O rosto ideal é dividido verticalmente em terços iguais por linhas horizontais adjacentes à linha do cabelo, ao osso nasal e ao mento.

Os terços verticais devem ser aproximadamente iguais, sendo o terço inferior subdividido num terço superior e dois terços inferiores. A altura vertical da face média, desde as cristas supra-orbitais até à base do nariz, deve ser igual à altura da face inferior.

Na parte inferior do rosto, a boca deve ficar a cerca de um terço da distância entre a base do nariz e o queixo.

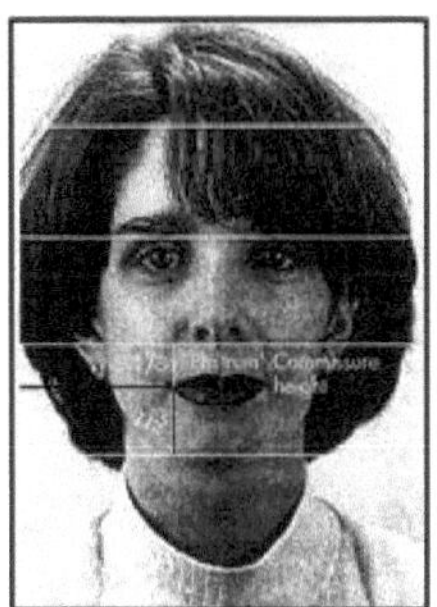
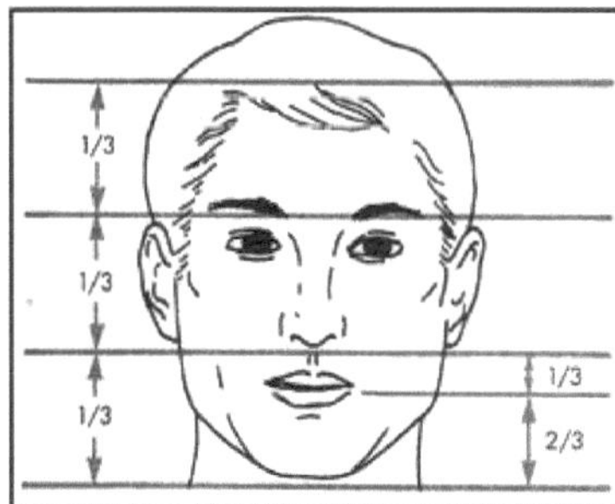

A) AVALIAÇÃO CLÍNICA DA ALTURA FACIAL INFERIOR

a. No terço inferior ideal do rosto, o lábio superior compõe *o terço superior,* e o lábio inferior e o queixo compõem *os dois terços inferiores.*

b. *Arnett e Bergman (1993)*[27] citam uma avaliação mais quantitativa dos terços verticais da face, com os *terços a situarem-se entre 55 e 65 mm.*

c. A avaliação facial discreta pode ajudar-nos a identificar adequadamente a etiologia da desproporção facial.

B) PROPORÇÕES NASAIS VERTICAIS

a.   A anatomia nasal é proeminente na composição estética da face, e a sua análise tem tradicionalmente recebido apenas uma ligeira atenção na análise ortodôntica.

b.   A análise da altura nasal a partir da vista frontal não é efectuada com frequência porque não existem muitas opções para alterar a altura do nariz.

AVALIAÇÃO CLÍNICA DA ALTURA NASAL

A relação entre a linha basal (ponta horizontal da asa) e a linha dorsal (ponta vertical do N) é de 0,55:0,60 (relação entre a base e o dorso)

Nas mulheres - o rácio situa-se no intervalo inferior a 0,5

Nos homens - o rácio situa-se no intervalo superior a 0,5

No adolescente - as mudanças verticais podem e devem ocorrer durante a maturação

PROPORÇÕES TRANSVERSAIS FRONTAIS

(A) LARGURA FACIAL

As inter-relações das larguras dos componentes do rosto são importantes para a proporcionalidade global do rosto.

Em termos gerais, a *regra das quintas* é um método utilizado para descrever as relações transversais ideais do rosto. A face é dividida sagitalmente em cinco partes iguais, de hélice a hélice das orelhas exteriores.

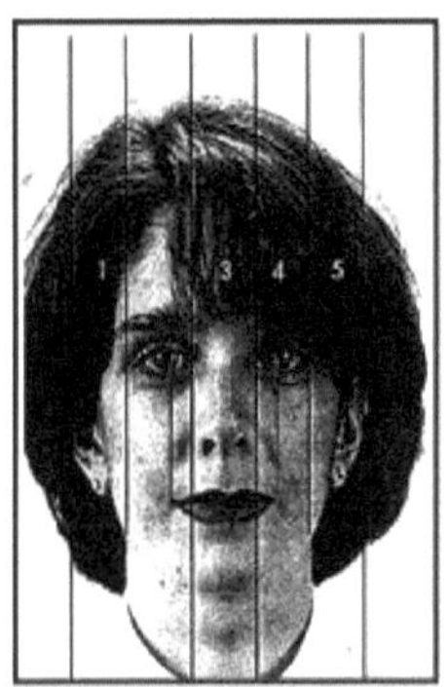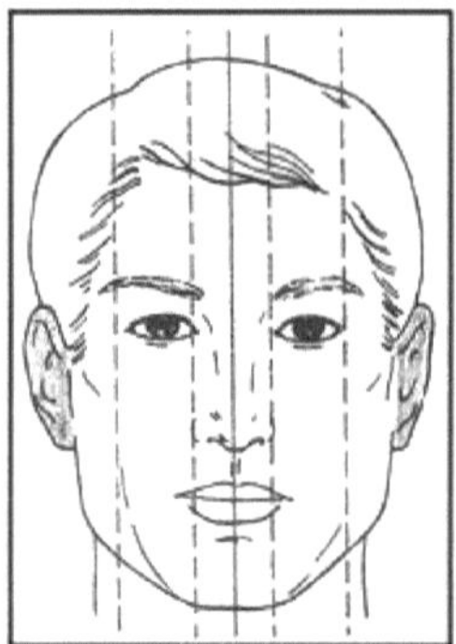

O quinto médio do rosto:

É delimitado pelo canto interno dos olhos. (O canto interno do olho é o canto interno do olho que contém o ducto lacrimal).

Uma linha a partir do canto interno deve coincidir com a asa da base do nariz.

Os dois quintos mediais do rosto:

Uma linha a partir do canto externo dos olhos deve coincidir com os ângulos goníacos da mandíbula. A desproporcionalidade é um juízo clínico subtil.

Os dois quintos exteriores do rosto:

Os dois quintos exteriores da face são medidos desde a base da orelha até à hélice da orelha, o que representa a largura das orelhas. A menos que esta anomalia faça parte da queixa principal, as orelhas proeminentes são frequentemente a anomalia mais difícil de discutir com um doente, porque o seu efeito no rosto só é reconhecido por uma pessoa leiga nos casos mais graves.

(B) DISTÂNCIA MÉDIO-PUPILAR
Deve estar alinhado transversalmente com as comissuras da boca.
(C) OS OLHOS E A PARTE SUPERIOR DO ROSTO
Dimensões interoculares
Interpupilar - 65mm
Intercanthal - 35mm
30,3 mm (9 anos) - 31,6 mm (16 anos)
Cantal exterior - 9,8 mm
O terço inferior da íris do olho deve, idealmente, ser coberto pela pálpebra inferior e a pálpebra inferior deve ser apoiada pelo osso da órbita inferior e do terço médio da face.
(D) PROPORÇÕES NASAIS
Largura da base alar:
a.   Deve ser aproximadamente a mesma que a distância intercantal, que deve ser a igual à largura de um olho.
b.   Em crescimento Doentes
*   Fêmeas: Poucas flutuações após 14 anos.
*   Homens: Aumento significativo dos 11 aos 13 anos.
c.   A largura da base alar é fortemente influenciada pelas caraterísticas étnicas herdadas.

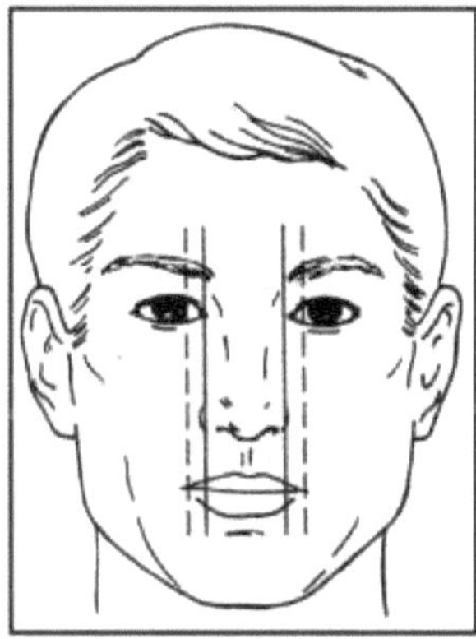

(E) PROPORÇÕES DO LÁBIO FRONTAL
Altura do filtro:
É medido em mm. desde o *subespinhal* (a base do nariz na linha média) até à porção mais inferior do lábio superior, na ponta do vermelhão do arco do cupido. O filtro curto pode ser responsável pela incompetência labial.
Altura da comissura:
É medida a partir de uma linha construída a partir das bases alares até ao subespinal e, em seguida, a partir da comissura perpendicular a esta linha. A altura da comissura não é normalmente superior em mais de 2 a 3 mm à altura do filtro nos adultos. Nos doentes adolescentes, a altura do filtro pode frequentemente ser vários mm inferior à altura da comissura.
Análise do perfil
Um exame cuidadoso do perfil fornece as mesmas informações, embora com menos pormenor, que as obtidas através da análise da radiografia do cefalograma lateral.

Para fins de diagnóstico, particularmente para separar os pacientes com desproporções graves, é adequada uma avaliação clínica cuidadosa. Por esta razão, a técnica de análise do perfil facial tem sido por vezes chamada de *"análise cefalométrica do pobre"*.

Existem três objectivos da análise clínica facial, abordados em 3 passos claros e distintos. Estes são:

1) Determinar se os maxilares estão proporcionalmente posicionados no plano antero-posterior do espaço:

A. Perfil facial: paciente sentado ereto, com as costas sem apoio ou de pé e olhando para um objeto distinto com um eixo visual horizontal - ou seja, cabeça orientada numa posição natural da cabeça.

Visualize uma linha que desce verticalmente da ponte do nariz até à base do lábio superior. A segunda, estendendo-se desse ponto para baixo até ao queixo.

Com base na relação entre estas duas linhas, existem três tipos de perfis.

a. Perfil reto: As duas linhas de uma linha quase reta.

b. Perfil convexo: As duas linhas de um ângulo com a concavidade virada para o tecido. Este tipo de perfil pode resultar de uma maxila que se projecta demasiado para a frente ou de uma mandíbula demasiado para trás. Isto pode indicar uma relação de Classe II.

c. Perfil côncavo: As duas linhas de referência formam um ângulo com a convexidade na direção dos tecidos. Isto pode indicar uma relação de Classe III, que pode resultar quer de uma maxila demasiado recuada, quer de uma mandíbula que sobressai para a frente.

A convexidade ou concavidade do perfil resulta de uma desproporção no tamanho dos maxilares, mas não indica por si só qual o maxilar em falta.

B. Divergência facial

É definida como uma inclinação anterior ou posterior da parte inferior da face em relação à testa.

A divergência de uma linha reta de perfil não indica desproporções faciais ou dentárias. Trata-se, em certa medida, de uma *caraterística racial ou étnica*. Deve ser distinguida da convexidade ou concavidade do perfil que indica, de facto, desproporções.

A divergência facial pode ser de 3 tipos:

Divergente anterior: Uma linha traçada entre a testa e o queixo está inclinada anteriormente em direção ao queixo.

Divergente posterior: Uma linha traçada entre a testa e o queixo inclina-se posteriormente em direção ao queixo.

Reto ou ortognático: A linha entre a testa e o queixo é reta ou perpendicular ao chão.

2. Avaliação da postura labial e da proeminência dos incisivos associados:

Isto deve ser avaliado através da visualização do perfil com os lábios do doente relaxados. Isto é feito relacionando o lábio superior com uma linha vertical verdadeira que passa pela concavidade na base do lábio superior (ponto de tecido mole A) e relacionando o lábio inferior com uma linha vertical verdadeira semelhante que passa pela concavidade entre o lábio inferior e o queixo (ponto de tecido mole B).

• Se o lábio for significativamente avançado em relação a esta linha, pode ser considerado proeminente;

• Se o lábio ficar atrás da linha, é retrusivo.

Uma proeminência labial superior a 2 a 3 mm, na presença de incompetência labial (separação excessiva dos lábios em repouso, ou seja, superior a 3 a 4 mm), indica uma protrusão dentoalveolar. Além disso, a proeminência labial é fortemente influenciada pelas caraterísticas raciais e étnicas.

3.   Avaliação das proporções faciais verticais e do ângulo do plano mandibular:

As proporções verticais podem ser vistas na avaliação do perfil.

No exame clínico, deve ser registada a inclinação do plano mandibular em relação à horizontal verdadeira. O plano mandibular é facilmente visualizado colocando um dedo ou uma pega de espelho ao longo do bordo inferior. Clinicamente, a horizontal verdadeira pode ser visualizada mantendo a parte superior do tragus até ao ponto mais baixo da linha da órbita paralela ao chão.

Observação:

Ângulo do plano mandibular acentuado:

Correlaciona-se com dimensões verticais faciais anteriores longas.

Ângulo plano do plano mandibular:

Corresponde a uma altura facial anterior curta. Pode estar associada a uma tendência para a mordida profunda.

Microvisão/Análise do sorriso

VISTA FRONTAL:

É de importância fundamental que os factores estéticos, como os que se seguem, sejam analisados sentados ou de pé em frente ao doente :[57,59,60]

1)   Comprimentos das coroas dos incisivos maxilares e mandibulares.

2)   Contornos do bordo incisal (antes e depois do recontorno por retificação).

3)   Inclinações axiais de todos os incisivos maxilares e mandibulares.

4)   Linhas médias (superior, inferior, labial e facial).

5)   Torque da coroa (caninos, pré-molares e molares de ambos os lados).

6)   Linha do sorriso (posição de repouso e sorriso completo).

7)   Simetria direita-esquerda das formas e tamanhos das coroas e dos níveis das margens gengivais.

TIPO DE SORRISO

•   **. Sorriso alto:** revelando o comprimento cervico-incisal completo dos incisivos superiores e uma faixa contígua de gengiva.

•   **. Sorriso médio:** revelando 75-100% dos incisivos superiores.

•   **. Sorriso baixo:** com menos de 75% dos incisivos maxilares

O sorriso "gomoso"/sorriso alto, que pode ser definido como 2 mm ou mais de exposição gengival maxilar num sorriso completo.

O seu mecanismo biológico envolve os efeitos combinados de:

•   Excesso vertical anterior

•   Uma maior capacidade muscular para levantar o lábio superior ao sorrir

•   Factores associados, tais como um espaço interlabial excessivo em repouso e uma sobressaliência e sobremordida excessivas.

•   Comprimento do lábio superior

•   Altura da coroa clínica dos incisivos

•   Os ângulos dos planos mandibular e palatino não parecem estar relacionados com a linha gengival do sorriso.

•   O dimorfismo sexual nos tipos de sorriso indica que as mulheres têm duas vezes mais probabilidades de ter um sorriso gengival do que os homens.

Implicações clínicas:

É necessária uma filosofia de tratamento diferente para os pacientes com linhas labiais altas do que para aqueles com tipos de sorriso médios ou baixos.

a) A intrusão ativa dos incisivos maxilares deve ser o objetivo nesta categoria de pacientes. As alternativas de tratamento incluem várias combinações de terapia ortodôntica, periodontal e cirúrgica.

b) As arcadas de base de intrusão ou as arcadas de utilidade podem ser bem sucedidas na redução ortodôntica de um sorriso gengival. Em alguns casos, esse tratamento pode produzir uma mudança notável na aparência facial. As técnicas intrusivas e restauradoras selectivas também podem ser utilizadas para melhorar o resultado estético final em pacientes com incisivos fracturados ou excessivamente erupcionados e desgastados.

c) Noutros casos, a exposição gengival pode ser eliminada através de uma gengivectomia simples ou de um alongamento cirúrgico da coroa com remoção da crista óssea alveolar. Estes procedimentos são particularmente indicados em casos com erupção passiva alterada, margens gengivais excessivas e coroas clínicas curtas, porque irão expor mais as coroas anatómicas. Quando o osso alveolar da crista é removido durante o alongamento cirúrgico da coroa, a margem gengival estabiliza-se dentro de seis meses a cerca de 3 mm do novo nível ósseo.

O tipo de cirurgia gengival depende da relação entre a crista óssea alveolar e a junção cemento-esmalte. A gengivectomia é especialmente útil para eliminar a acumulação de gengiva hiperplásica frequentemente associada à terapia com aparelhos fixos.

d) O tratamento dos sorrisos gengivais mais severos pode requerer uma cirurgia de reposicionamento superior da maxila (osteotomia Le Fort I), juntamente com a redução do excesso vertical da maxila associado. Esta abordagem tem, no entanto, limitações, uma vez que o lábio superior pode ficar consideravelmente encurtado.

No entanto, uma certa exibição gengival marginal ao sorrir não é tão censurável para os leigos como os ortodontistas e os cirurgiões orais poderiam imaginar.

Devido à queda gradual dos lábios ao longo do tempo, há evidências razoáveis de que um sorriso gengival diminuirá com a idade. Os ortodontistas devem, portanto, olhar para um sorriso moderadamente gengival como uma variação anatómica aceitável, bem dentro da gama habitual de relações entre os lábios e os dentes, especialmente para as mulheres.

Implicações clínicas para tipos de sorriso baixos e médios

Do ponto de vista estético, um erro grave que se comete habitualmente na prática ortodôntica é a "sobre-intrusão" dos incisivos superiores na maioria dos casos de sobremordida profunda, o que tenderá a esconder os dentes anteriores superiores atrás do lábio superior numa conversa normal. Este erro pode passar despercebido ao ortodontista, a não ser que a apresentação dos dentes e o sorriso do paciente sejam analisados de frente.

Com o aumento da idade e a concomitante queda do lábio superior, uma apresentação inestética dos dentes anteriores pode piorar.

Os incisivos superiores devem ser movidos na direção vertical que melhore a sua relação com a posição do lábio em repouso. Nalguns casos de sobremordida profunda, isto pode significar, na realidade, uma *extrusão* em vez de uma intrusão dos incisivos superiores.

Na maioria dos pacientes ortodônticos, exceto naqueles com sorrisos de goma acentuados, a intrusão ativa dos incisivos superiores é indesejável.

A melhor estratégia de tratamento na maioria dos casos de sobremordida profunda é a intrusão ativa dos *incisivos mandibulares*, utilizando tubos duplos nos primeiros molares mandibulares e arcadas de base contínua ou segmentada ou arcadas de utilidade.

Numa avaliação visual dos sorrisos completos de 454 estudantes de medicina dentária e de higiene dentária, com idades compreendidas entre os 20 e os 30 anos, da zona de Los Angeles, *Tjan e os seus colegas* descobriram que

a)   11% tinham um sorriso *alto*, revelando o comprimento cervicoincisal completo dos incisivos superiores e uma faixa contígua de gengiva.

b)   Um sorriso *médio*, revelando 75-100% dos incisivos maxilares, foi encontrado em 69% desta população, e

c)   Um sorriso *baixo*, com menos de 75% dos incisivos maxilares, em 20%.

Curva incisal do maxilar e lábio inferior

O inquérito Tjan revelou também que 85% dos estudantes apresentavam uma curva incisal maxilar paralela ao contorno interno do lábio inferior, 14% apresentavam uma linha reta em vez de curva e 1% apresentavam uma linha de sorriso invertida.

Uma vez que o paralelismo é o achado "normal" em pessoas não tratadas, parece ser uma meta ideal para a beleza objetiva em todos os tipos de reabilitações estéticas orais, incluindo o tratamento ortodôntico e ortodôntico-protético. Uma linha de sorriso reta ou invertida pode contribuir para uma aparência facial menos atraente. Além disso, a curva inversa está frequentemente associada a um desgaste incisal acentuado.

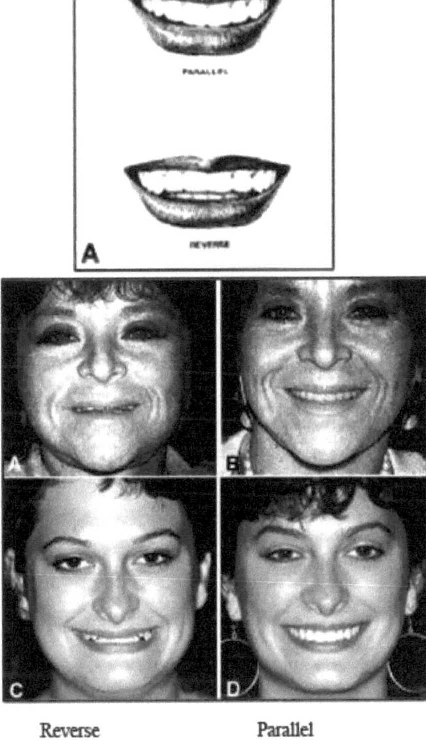

Paralelo invertido

CAPÍTULO 8

Métodos de avaliação de tecidos moles

1. CEFALOMETRIA RADIOGRÁFICA CONVENCIONAL

Cefalometria[61] : É a medição científica das dimensões da cabeça.

Cefalometria Radiográfica: Um método de análise/medição das dimensões craniofaciais que utiliza radiografias/raios-x padronizados é a cefalometria radiográfica.

Objetivo dos cefalogramas:

- Serve para confirmar o diagnóstico. No entanto, não substitui nenhum dos métodos de diagnóstico estabelecidos. É uma das muitas ajudas disponíveis para chegar a um diagnóstico.

- Acompanhar a evolução do tratamento e sugerir eventuais modificações do mesmo.

- Na conclusão do tratamento - para determinar a estabilidade e o período de retenção.

- Estudo do crescimento facial dos tecidos duros e moles.

- Localização da malformação/malformação.

Hofrath e Broadbent (1931)62 desenvolveram simultânea e independentemente métodos padronizados para a produção de radiografias cefalométricas, usando suportes especiais para a cabeça conhecidos como cefalostatos, para permitir a avaliação do crescimento e da resposta ao tratamento.

MÉTODO DE RADIOGRAFIA CEFALOMÉTRICA PARA ESTUDO DOS TECIDOS MOLES

Posição natural da cabeça: Os cefalogramas laterais devem ser obtidos em NHP, uma vez que reflectem um *plano horizontal verdadeiro* do que o plano FH.

Cooke e Wei (1990)63,64 definiram a NHP como a posição natural e fisiológica da cabeça que é assumida quando um sujeito relaxado olha para um ponto de referência distante ao nível dos olhos.

Para obter uma postura natural da cabeça, os sujeitos são instruídos a olhar diretamente para o reflexo dos seus olhos num espelho fixado a uma parede à altura da cabeça.

Métodos para realçar os tecidos moles em cefalogramas:

a) *Broadbent (1931)62* relatou que os detalhes dos tecidos moles podiam ser vistos em radiografias craniométricas. Esta observação inicial estava relacionada com a latitude da película e com as diferentes intensidades de transiluminação.

b) *Brodie (1953)[65]* baseou-se na manipulação dos parâmetros de exposição para obter um bom pormenor do esqueleto e dos tecidos moles de cada doente.

c) *Carrea (1924)1* - Para realçar o perfil facial dos tecidos moles, colou um fio de chumbo com fita adesiva ao longo do plano médio-facial da face.

Papel do Kvp / mA / tempo de exposição

A variação na configuração Kvp afeta a densidade e o contraste. Quanto maior o Kvp, maior a densidade do filme (escuridão) e menor o contraste visual (muitos tons de cinza); quanto menor o Kvp, maior o contraste visual (preto e branco distintos).

É desejável um *Kvp mais baixo* para realçar os tecidos moles. A variação do mA e do tempo de exposição afectará apenas a densidade (escuridão geral da imagem) - sem efeito no contraste / imagem de tecidos moles.

Tipo de filme

As películas que proporcionam uma ampla latitude de imagem, produzindo muitos tons de cinzento diferentes, produzem imagens superiores de tecidos moles. Estas películas têm menos contraste visual para a obtenção de imagens de estruturas ósseas.

Utilizações de cunhas / filtros / protecções de alumínio

A quantidade de energia dos raios X necessária para penetrar em determinadas áreas ósseas densas do crânio humano queima os tecidos moles. A obtenção de imagens do perfil dos tecidos moles do doente pode ser conseguida atenuando ou bloqueando parte do excesso de energia dos feixes de raios X na área dos tecidos moles com uma proteção dos tecidos moles. Esta proteção (alumínio) é colocada na cassete de película de raios X, cobrindo principalmente a área atrás dos tecidos moles do doente.

Este dispositivo absorvente tem a forma de cunha' com o bordo fino posicionado sobre a zona óssea anterior para absorver menos roentgenes. *Poulton e Grant* afirmaram que não existe sombra quando se utiliza uma cunha de alumínio de 6 mm de espessura, fixada ao suporte da cabeça e afunilada num gume de faca. Consequentemente, não deve ocorrer qualquer perda de pormenor do tecido duro anterior.

Recentemente, foi introduzido um escudo de aço inoxidável de 0,032 polegadas (TP Laboratories, Inc., LaPorte, Ind.), manuseado pelo doente, para identificação de pontos de referência ósseos anteriores e pontos no perfil do tecido mole.

O doente coloca uma proteção de tecidos moles de aço inoxidável de 0,032 polegadas ligeiramente contra a face e à direita do nariz enquanto tira a radiografia, para absorver alguns dos roentgen e realçar os tecidos moles.

De preferência, visualizar o filme numa sala escura com luz apenas da caixa de visualização. Cobrir a luz extra da caixa de visualização com um papel de cartão preto para visualizar com precisão os tecidos moles.

Reduzir a exposição da película na área em que o perfil é projetado, por exemplo, a exposição simultânea de uma película sem ecrã e de uma película com ecrã na mesma cassete.

A cobertura de um dos dois ecrãs intensificadores da cassete com uma tira de papel preto colocada diretamente sobre a área que recebe a imagem do tecido mole ou com um corante absorvente pintado no ecrã intensificador.

Podem ser utilizados **corantes radiopacos** - pasta de bário/leite, chumbo metálico para delinear/realçar o perfil dos tecidos moles nas radiografias.

Limitações [66]

A fiabilidade das medições obtidas pelo método cefalométrico é reduzida, principalmente devido a:

1. Este método é uma avaliação bidimensional plana dos tecidos moles curvilíneos tridimensionais do rosto.

2. Distorção cefalométrica inerente e ampliação diferencial.

3. As formas faciais incluem a forma e o tamanho do rosto. Os cefalogramas descrevem razoavelmente bem o tamanho do rosto, ou seja, através de medidas lineares, angulares e rácios, mas a separação entre forma e tamanho é complexa e apresenta apenas menos de metade do quadro.

4. A cefalometria é excelente para descrever objectos regulares, mas as estruturas craniofaciais são estruturas biológicas irregulares complexas. Apenas são descritos os pontos de referência, sem informação sobre a área entre os pontos de referência.

5. O mais importante é a falta de objetividade. O investigador pode escolher os pontos de referência a localizar e as variáveis a medir. Por vezes, estes podem ser selecionados para demonstrar os resultados desejados pelo investigador.

2. FISIOPRINT

É produzida através da projeção de uma grelha rectilínea na face de um indivíduo. A análise desta imagem curvilínea antes e depois do tratamento revelará as alterações resultantes do tratamento ortodôntico e do crescimento.

Este sistema é um precursor da digitalização tridimensional atual e constitui um testemunho do espírito imaginativo *de Sassouni*. A impressão Physio (desenvolvida por Sassouni em 1957, é análoga às impressões digitais), reproduz os contornos do rosto em cada nível de profundidade. Fornece um mapa de contorno do rosto e, ao mesmo tempo, dá-lhe dimensões. De uma forma sintética, traduz para uma superfície plana a arquitetura tridimensional do rosto. Quando o contorno e o padrão dimensional são considerados, não há dois rostos iguais.

A configuração: O fisiógrafo de Sassouni consiste num projetor de diapositivos normal (2 x 2 ou 3 x 4 polegadas). Um diapositivo representando uma grelha milimétrica é projetado na face. A linha horizontal pesada da grelha representa a Horizontal de Frankfort (orbitale até tragion); a linha vertical pesada da grelha representa o plano sagital médio até Nasion.

O sujeito está sentado de frente para o projetor; a cabeça é então orientada de modo a que a linha vertical passe pelo Nasion e a linha horizontal pela orbital esquerda e pela tragia direita e esquerda. Um apoio de cabeça assegura a imobilidade do sujeito. Com a grelha projectada sobre o rosto nesta posição, a fotografia é tirada em ângulo reto.

A exatidão deste método depende das seguintes condições:

1)   A câmara e o projetor devem estar orientados em ângulos rectos um em relação ao outro.

2)   A câmara, o projetor e o plano F-H do motivo devem estar ao mesmo nível horizontal.

3.   FOTOGRAFIAS CONVENCIONAIS

Paul Simon e Milo Hellman defendiam a medição e análise sistemática da face a partir de uma fotografia padronizada. Eles construíram linhas, ângulos e relações diretamente do paciente e de fotografias para uso no diagnóstico e classificação ortodôntica. No entanto, após a introdução clínica da cefalometria por raios X, a fotografia de perfil logo perdeu todo o seu encanto diagnóstico. Tornou-se então, e infelizmente continua a ser, um registo facial bastante passivo[67]. Deve ser tirada uma fotografia frontal e uma de perfil. O principal requisito é que sejam tiradas na posição natural da cabeça.

As principais vantagens das fotografias dos doentes são:

I.   A maioria dos aspectos do exame clínico pode ser *documentada* através de uma fotografia.

II.   O estudo pormenorizado dos tecidos moles pode ser realizado através de medições diretas.

III. Servir como uma linha de base, com a qual as alterações e progressos futuros podem ser avaliados, medidos e mostrados ao paciente.

4.   FOTOCEFALOMETRIA [68]

Trata-se de um método para a possível avaliação de pacientes de cirurgia ortognática através da sobreposição de cefalogramas e fotografias coordenados. O pressuposto subjacente a esta técnica é que as imagens fotográficas podem ser ampliadas de modo a que os marcadores metálicos colocados na pele do doente sejam sobrepostos com exatidão às imagens radiopacas correspondentes no cefalograma.

Vantagens:

1.   Visualização pormenorizada em vista frontal e lateral.

2.   Análise exacta da relação entre os tecidos moles e duros, nomeadamente a espessura dos tecidos moles na face frontal.

Desvantagens:

1) Equipamento dispendioso

2) Complexidade da análise, impraticável para utilização geral.

5. FOTOGRAMETRIA ESTÉREO:

A estereofotogrametria baseia-se na fotografia de objectos por um par de câmaras configuradas e na combinação de fotografias tiradas de duas direcções diferentes para criar modelos 3D.[69] A palavra estereovisão implica a capacidade de apreciar a profundidade, os vários níveis, ou seja, o tridimensional.

2 objectivos:

1) Uma câmara estéreo para registar um estereopar de fotografias do rosto posado.

2) Como instrumento de cartografia para traçar mapas de contorno 2-D ou 3-D do rosto utilizando o mesmo sistema ótico.

O intervalo entre os contornos indica a precisão.

As possíveis aplicações desta técnica fotogramétrica estéreo em medicina e odontologia foram apontadas pela primeira vez por *Mannsbach* em *1912*.

Zeller publicou um mapa de contorno do rosto do homem, para o qual utilizou uma câmara estéreo selvagem de 40 cm de base e uma máquina de traçar autógrafos selvagem A4 com um intervalo de contorno de 10 mm.

Em 1944, *Thalmann-Degen*, utilizando uma câmara estereoscópica semelhante de 40 cm, de base selvagem e uma máquina de traçar selvagem, repetiu este trabalho e aplicou-o como auxiliar de diagnóstico ortodôntico.

BJorn, Lundquist e Hjelstorm utilizaram o mesmo tipo de câmara, mas máquinas de traçar mais complexas (wild A5 e A6) para investigar as tumefacções pós-operatórias da face. Mediram o volume das tumefacções faciais por meio de um planímetro automático ligado à máquina de traçar.

As possíveis utilizações da estéreo-fotogrametria em medicina foram discutidas por *Miskin* em 1960. Este autor referiu também uma exatidão de 0,8% na medição do volume de uma mão por estereofotogrametria.

Em 1965, *Savara*, utilizando uma câmara feita à medida, registou os contornos faciais.

Vantagens:

- Trata-se de uma técnica não invasiva e sem contacto, sem exposição a radiações.
- É bom para captar a morfologia facial e as alterações dos tecidos moles.[70]
- Tem um tempo de aquisição curto e é de fácil utilização (em doentes pediátricos, especialmente bebés).
- Pode ser combinada com imagens CBCT.
- As imagens 3D podem ser visualizadas num computador pessoal e podem ser utilizadas como ferramenta de comunicação entre médicos.
- As imagens 3D podem ser rodadas e vistas de qualquer direção, pelo que a estereofotogrametria é muito útil para a cirurgia ortognática e para pacientes com anomalias craniofaciais (CLP).[71]

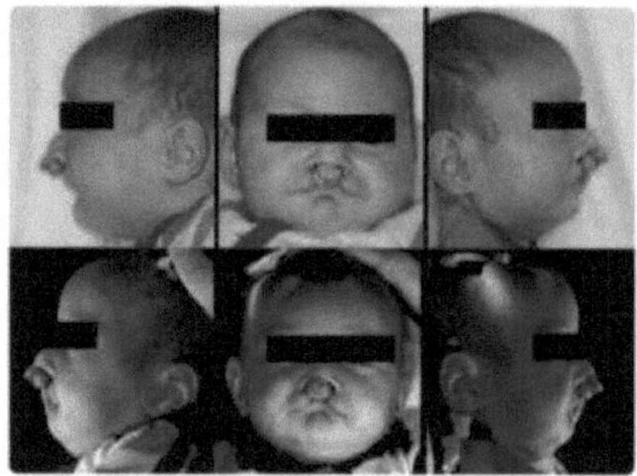

Vistas diferentes de fotografias 2D e imagens estereofotogramétricas 3D de um bebé com FLP bilateral por captura múltipla e única, respetivamente.

6. TÉCNICA DE VARRIMENTO ÓPTICO TRIDIMENSIONAL DE SUPERFÍCIES

Princípio

O sistema baseia-se no princípio da triangulação e utiliza um sistema de digitalização ótica de superfícies 3D. O sistema ótico rotativo produz um feixe de luz que é projetado numa linha vertical com uma largura de 0,7 mm por uma lente e é depois projetado no rosto. Os dados recolhidos consistem em 20.000 a 60.000 coordenadas 3D de pontos situados na superfície anatómica. Estes dados são armazenados na memória do computador e estão disponíveis para análise posterior. A precisão desta técnica é superior a 0,5 mm de distância.

Método

O sujeito está sentado numa cadeira que é rodada sob controlo informático à medida que o feixe de luz é projetado no seu rosto. São registados até 60.000 pontos de coordenadas 3D, enquanto o sujeito permanece sentado na cadeira durante 10 segundos. Uma imagem desfocada indica movimento do sujeito e o exame é repetido.

Interpretação

As tomografias antes e depois do tratamento são efectuadas como descrito acima. Os dois exames são depois comparados utilizando um programa de computação gráfica no qual as diferenças são apresentadas a cores utilizando uma escala milimétrica. Uma alteração positiva é assinalada por cores progressivamente mais quentes - amarelo a vermelho, e uma alteração negativa por cores mais frias - verde a púrpura. As tonalidades progridem em incrementos de 2 mm. A ausência de diferenças entre áreas do rosto é indicada por uma cor castanha neutra.

7. VIDEOCEFALOMETRIA [72]

Princípio, tecnologia e mecânica

Na conceção convencional do tratamento, é tirada uma radiografia cefalométrica, traçada/digitalizada, e as medidas pretendidas são depois comparadas com uma norma, uma média ou uma análise ideal. Qualquer um dos desenhos pode então ser usado como um objetivo a atingir pelo clínico, e a análise usada para adivinhar até onde se deve ir para lá chegar.

No diagnóstico cefalométrico por vídeo (VCD), ocorre a sequência inversa, o cefalograma digitalizado é coordenado com a imagem de perfil, e inicia-se um processo de -desenho! do perfil ideal ou desejado, utilizando as imagens para comunicar interactivamente com o paciente à medida que o processo evolui.

A videocefalometria é a integração da cefalometria convencional com imagens de perfil em vídeo. Nesta técnica, o cefalograma convencional é calibrado com o vídeo de perfil do paciente, assim:

• Relacionar o tecido duro subjacente com o tecido mole sobrejacente.

• Permite também a quantificação dos movimentos dos tecidos duros e moles.

• Ajuda a aplicar rácios de resposta algorítmica entre os dois para projetar a reação dos tecidos moles ao movimento dos tecidos duros.

8. TOMOGRAFIA COMPUTORIZADA DE FEIXE CÓNICO

Muitas fotografias instantâneas 2D são tiradas em ângulos pré-determinados quando o equipamento roda em torno da unidade de fonte/sensor de raios X durante um exame de tomografia computorizada de feixe cónico (CBCT), que foi lançado na radiografia dentária em 1998.[73]

Em comparação com os dispositivos tradicionais de TC em forma de leque, o feixe cónico fornece um feixe mais concentrado com muito menos radiação dispersa.

A TCFC tem um custo mais baixo, um tamanho mais pequeno, uma câmara de exposição (cabeça) personalizada que reduz a exposição à radiação e imagens equivalentes à TC padrão, que podem ser apresentadas como uma vista de toda a cabeça, como uma vista do crânio ou como componentes regionais.

Os ortodontistas têm agora acesso a uma série de imagens radiográficas que anteriormente eram impossíveis de obter utilizando técnicas de radiografia convencionais.[74]

A TCFC tem as seguintes aplicações em ortodontia: dentes impactados, anomalias orais, exame das vias respiratórias, avaliação da altura e do volume do osso alveolar, morfologia da articulação temporomandibular (ATM), vistas esqueléticas, análise da face e estudo 3D da dentição.

Exposição à radiação: Com a CBCT, as doses de radiação são quatro vezes inferiores às dos exames de TAC normais. A quantidade de radiação emitida é determinada pelos parâmetros introduzidos (Kvp e mA).

As definições inferiores de mA e de colimação podem limitar a exposição do doente à radiação; no entanto, isto resulta numa qualidade de imagem inferior à utilização de definições superiores de mA e de colimação.

A exposição efectiva do doente a um CBCT resultante varia entre 45 Sv e 650 Sv.

9. CEFALOMETRIA DIGITAL

A imagem cefalométrica digitalizada tornou-se recentemente uma alternativa realista devido à introdução da radiografia de baixo custo (extra-oral) e ao aumento da utilização de computadores em ortodontia. A Ortodontia está a assistir a uma mudança de paradigma, passando da cefalometria baseada em película, habitualmente utilizada, para a cefalometria digital.[75]

Liu et al. examinaram a precisão do reconhecimento computorizado de pontos de referência utilizando várias medições angulares e lineares.[76] Por este motivo, concluíram que são necessárias mais investigações para verificar a precisão da identificação computorizada de marcas.

Geelen et al. pretendiam determinar se os pontos cefalométricos poderiam ou não ser reproduzidos com sucesso em película padrão, cópia impressa e imagens de monitor fabricadas usando o método de fósforo de armazenamento. Concluíram que não havia diferença clinicamente relevante entre as diferentes técnicas de reconhecimento de pontos de referência.

10. DIGITALIZAÇÃO LASER 3D

A digitalização a laser é uma técnica não invasiva para captar a morfologia facial e os tecidos moles. A validade do método foi comprovada em muitos estudos.[77]

De acordo com Kau e Richmond[78] , para além de produzirem modelos faciais 3D exactos, os dispositivos de digitalização a laser são menos dispendiosos e de fácil manuseamento.

A digitalização a laser pode ser utilizada para:
- Análise 3D da morfologia facial
- avaliação da simetria facial
- alterações transversais do crescimento
- avaliação dos resultados do tratamento
- avaliação dos resultados clínicos dos casos cirúrgicos
- avaliação de pacientes com FLP
- alterações dos tecidos moles
- digitalização de moldes dentários

O escaneamento a laser tem sido usado para avaliar quantitativamente a simetria facial em adolescentes e pacientes com fissura lábio-palatina, bem como as alterações nos tecidos moles após o tratamento. Além disso, *Kujipers et al. (2014)[79]* relataram que o scanner a laser e a estereofotogrametria são sistemas fiáveis de imagiologia de tecidos moles com um erro de medição máximo de <1 mm.

11. PLANEAMENTO 3D EM CIRURGIA ORTOGNÁTICA

Os tecidos moles faciais, o esqueleto facial e a dentição são os principais elementos do planeamento da cirurgia ortognática. A captura destes três importantes grupos de tecidos só pode ser conseguida através da fusão de imagens.[80]

A captura de imagens faciais em 3D e as imagens CBCT podem ser combinadas para criar um paciente virtual em 3D, para que os ortodontistas e os cirurgiões possam avaliar o esqueleto craniofacial e os tecidos moles do paciente em conjunto. Estes modelos 3D são interactivos e podem ser rodados para qualquer vista para um diagnóstico e um planeamento de tratamento mais completos. Todos os dados recolhidos podem ser armazenados em ficheiros informáticos que podem ser facilmente geridos em linha. Também ajuda os ortodontistas e os cirurgiões a comunicar e a elaborar planos de tratamento interdisciplinares.

12. IMPRESSÃO TRIDIMENSIONAL

Em contraste com o fabrico subtrativo (também designado por processos de fresagem), que dá origem a objectos através da remoção de excessos de um pedaço de material, o fabrico aditivo (impressão tridimensional) é um processo que cria objectos através da adição de material camada a camada.[81]

As desvantagens incluem um custo elevado e um pós-processamento que exige bastante tempo. As vantagens incluem, sem dúvida, o elevado rendimento dos materiais utilizados, a possibilidade de fabricar estruturas complexas e a elevada precisão e exatidão dos objectos impressos em 3D.[82]

A ortodontia e a cirurgia ortognática foram transformadas pelos métodos de impressão 3D. O fabrico aditivo é utilizado para fabricar modelos de estudo, alinhadores transparentes (impressão direta ou utilizando modelos impressos em 3D), guias cirúrgicos de qualquer tipo (incluindo guias para inserção de mini-implantes), componentes para aparelhos fixos ou removíveis e talas oclusais.[83]

Parece que o facto de ter aparelhos linguais altamente individualizados tem o valor acrescentado de excelentes resultados[84] . Da mesma forma, tem havido tentativas de promover braquetes personalizados em consultório para aparelhos vestibulares. Em pacientes com fenda labial e palatina unilateral completa, foi utilizado um aparelho de moldagem nasoalveolar impresso em 3D antes da cirurgia para obter melhores resultados de tratamento.

13. INTELIGÊNCIA ARTIFICIAL

A inteligência artificial permite um traçado cefalométrico automático que é preciso e exato, tornando assim o planeamento do tratamento mais eficiente em termos de tempo.[85]

A inteligência artificial (IA) tem sido objeto de grande atenção nos últimos anos. O termo refere-se ao comportamento inteligente dos computadores que imita o desempenho dos seres humanos em tarefas relacionadas com a cognição.

A IA pode ser dividida em duas categorias no que diz respeito à sua aplicação na medicina:

- **A IA virtual**, que inclui sistemas de registos de saúde electrónicos ou sistemas que auxiliam nas decisões de tratamento, incluindo intervenções cirúrgicas, e modelos preditivos no estado da doença; por outro lado,

- **A IA física** diz respeito a várias - próteses inteligentes, implantes biomédicos inteligentes para a saúde

monitorização ou cirurgias assistidas por robots.

CAPÍTULO 9

PONTOS DE REFERÊNCIA DOS TECIDOS MOLES [87]

A.) Vista frontal:

1) Násio (N') - O ponto mais côncavo do tecido mole no aspeto frontal da ponte do nariz.

2) Exocanthion, right (EXR) - O canto lateral do olho direito

3) Endocanthion, right (ENR) - O canto medial do olho direito

4) Pupila, direita (PPR) - O centro da pupila direita

5) Papébrio inferior direito (IPR) - O ponto mais inferior da linha palpebral inferior na pálpebra inferior direita

6) Proeminência da bochecha direita/esquerda (RC/LC) - O ponto mais proeminente da bochecha direita/esquerda

7) Pronasal (PRN) - O ponto mais proeminente da ponta cartilaginosa do nariz

8) Ponte nasal (NBR) - O ponto mais medial da extensão lateral da ponte do nariz, aproximadamente ao nível do canto medial.

9) Alare superious (AS) - A extensão mais superior do contorno do tecido mole da parede cartilaginosa lateral do naris quando esta se encontra com o corpo do nariz.

10) Alare, (AR) - O ponto mais lateral do contorno de tecido mole da parede cartilaginosa lateral do naris.

11) Alare inferius, (AI) - A extensão mais inferior do contorno de tecido mole da parede cartilaginosa lateral do naris quando esta se encontra com o filtro do lábio

12) Naris lateral, (LN) - A extensão mais lateral da borda de tecido mole do naris

13) Nasale inferius (NI) - Ponto mais inferior do contorno da ponta cartilaginosa do nariz.

14) Sulco labial superior (SLS) - O ponto mais profundo da concavidade entre o lábio superior e o nariz.

15) Queijo, (CH) - O ponto mais lateral do bordo vermelhão do lábio.

16) Gonion, (Go') - O ponto mais evertido do tecido mole do ângulo mandibular a partir do aspeto frontal.

17) Menton (Me') - O ponto mais inferior da proeminência do queixo na área da linha média.

18) Sulco labial inferior (ILS) - O ponto mais profundo da concavidade entre o lábio inferior e o queixo.

19) Rebordo vermelhão do lábio superior

20) Junção mucocutânea - os lábios fecham-se ao longo desta margem vermelha.

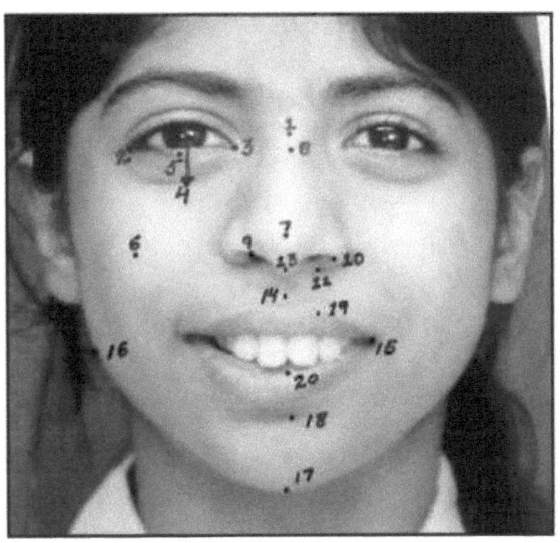

B.) Vista lateral:

1) Glabela (GS) - O ponto mais anterior da testa de tecido mole.

2) Násio (NS) - O ponto mais côncavo do contorno de tecido mole da ponte do nariz.

3) Pronasal (PRN) - O ponto mais anterior do nariz

4) Subnasal (Sn) - O ponto em que a columela se funde com o lábio cutâneo superior

5) Sulco labial superior (SLS) - O ponto mais posterior da concavidade entre o lábio superior e o nariz

6) Vermelhão superior (VS) - O ponto de intersecção entre o bordo do vermelhão do lábio superior e a porção cutânea do lábio superior

7) Labrale superius (LS) - O ponto mais anterior da convexidade do lábio superior

8) Estômago superior (UST) - O ponto mais inferior da porção anterior do lábio superior

9) Pogónio (pog') - O ponto mais anterior da convexidade do mento mole.

10) Gnátio (GNS) - O ponto mais evertido do queixo de tecido mole entre Pog' e Me'.

11) Menton (Me') - O ponto mais inferior do contorno de tecido mole do queixo.

12) Gonion (Go') - O ponto mais evertido do contorno de tecido mole do ângulo da mandíbula

13) Curvatura do pescoço (CN) - O ponto mais profundo da curvatura do pescoço

14) Ponto anterior da bochecha (ACP) - O ponto mais anterior do contorno da bochecha

15) Proeminência malar (MP) - O ponto mais proeminente do contorno do tecido mole do processo malar.

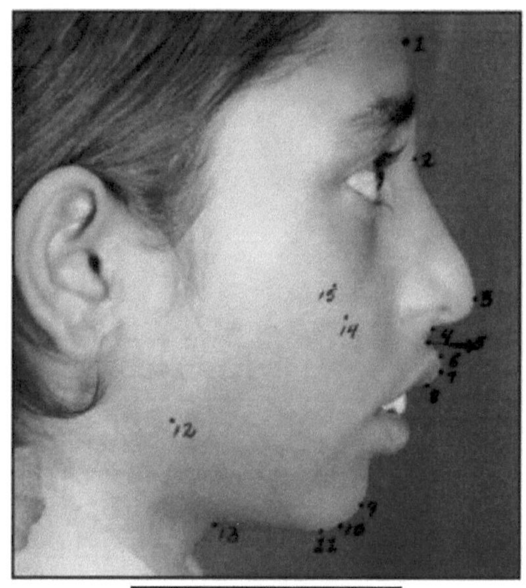

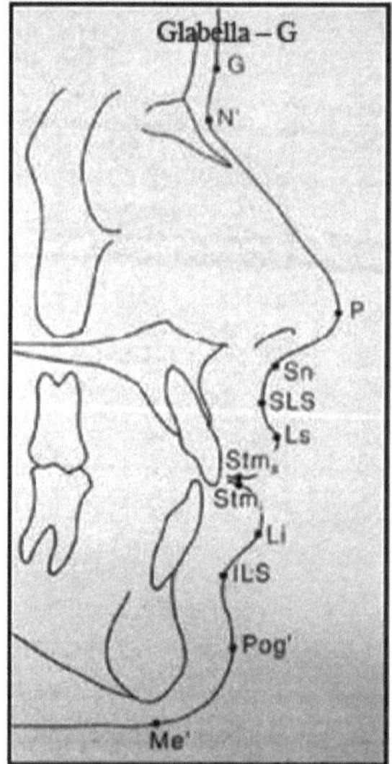

1) Násio de tecidos moles - N'
2) Pronasale - P
3) Subnasale - Sn
4) Sulco labial superior - SLS
5) Labrale superius - Ls
6) Stomion superius - Stms
7) Stomion inferius - Stmi
8) Labrale inferius - Li
9) Sulco labial inferior - ILS

44

10) Pogonion dos tecidos moles - Pog'

11) Mentoneira de tecidos moles - Me'

Análise: Redução às partes componentes para descobrir as inter-relações existentes.

Requisitos de uma análise cefalométrica ideal: ***Fishman (1969)***[88]

1. Deve basear-se num estudo longitudinal de indivíduos com uma oclusão normal/ideal.

2. Devem ser estabelecidas diretrizes separadas para cada nível etário. Este facto aumenta a importância da informação e a sensibilidade da análise.

3. Se existirem diferenças significativas, devem ser estabelecidas normas separadas para rapazes e raparigas.

4. Uma vez que as estruturas esqueléticas, dos tecidos moles e dentárias estão inter-relacionadas, devem ser estabelecidas normas para cada uma delas.

5. As medições padrão estabelecidas devem ser consideradas como diretrizes de diagnóstico e não como limites de normalidade, *uma vez que a variação é a regra* e não a exceção.

6. A análise a utilizar clinicamente deve ser simples no que respeita ao seu mecanismo e ao tempo necessário para a efetuar.

7. Deve distinguir claramente entre factores horizontais e verticais.

CAPÍTULO 10

Análise de tecidos moles

Perfil Integumentar de Burstone

1. CHARLES J BURSTONE (1958) ,[8990] - Análise do perfil integral

Desenvolvido e introduzido por *Burstone,* para servir como adjuvante no planeamento do tratamento, demonstrar as alterações dos tecidos moles resultantes do tratamento ortodôntico e da cirurgia, e ser aplicável ao estudo de rostos de jovens adultos bons e aceitáveis.

Método:

Foram obtidos cefalogramas laterais com FHP paralelo ao chão, dentes em CO, lábios ligeiramente fechados.

Amostra: 40 jovens adultos (15 M: 25F) com uma idade média de 23,8 anos.

Medidas:

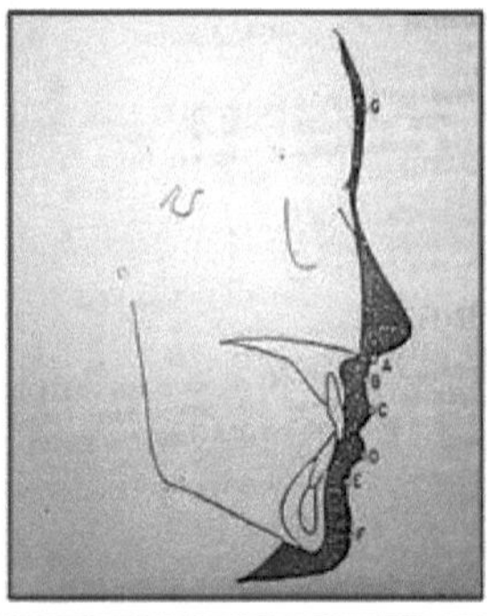

G - glabela
A - subnasal
B - sulco labial superior
C - labrale superius
D - labrale inferius
E - sulco labial inferior
F - menton (tecido mole)

I) Componentes do perfil (segmentos de reta)

Cada segmento de reta representava a união de dois pontos de referência diretamente ou através da união de tangentes a zonas limítrofes. Os segmentos de reta tinham o nome da região que descreviam.

1) Componente facial superior

Ponto frontal (G)- subnasal (A): Uma reta que passa por A e é tangente a G

2) Componente facial inferior (anterior)

Subnasal (A) - menton (F): Uma reta que passa por A e é tangente a F

3) Componente facial inferior (posterior)

Sulco labial superior (B) - sulco labial inferior (E): linha tangente a B e E

4) Componente maxilar

Subnasal (A) - labrale superius (C): Reta que passa por A e é tangente a C

5) Componente mandibular

Labrale inferius (D) - menton (F): Uma reta tangente a D e F

6) Componente interlabial

Labrale superius (C) - labrale inferius (D): reta tangente a C e D

7) Componente subnasal

Subnasal (A) - sulco labial superior (B): Uma linha que liga A e B

8) Componente labial superior

Sulco labial superior (B) - labrale superius (C): Uma linha que passa por B e é tangente a C

9) Componente labial inferior

Labrale inferius (D) - sulco labial inferior (E): reta que passa por E e é tangente a D

10) Componente supramental

Sulco labial inferior (E) - mentoniano (F): Uma linha que passa por E e F

11) Ângulos de inclinação

São a intersecção de *qualquer segmento de reta* com o *pavimento nasal (X)* e medem a orientação dos componentes do perfil em relação ao crânio. São medidos em relação a X e levam o nome dos componentes faciais. A rotação no sentido dos ponteiros do relógio dos segmentos de reta em relação a X foi atribuída a valores +ve e a rotação no sentido contrário ao dos ponteiros do relógio, a valores -ve. Obteve-se um total de 10 valores.

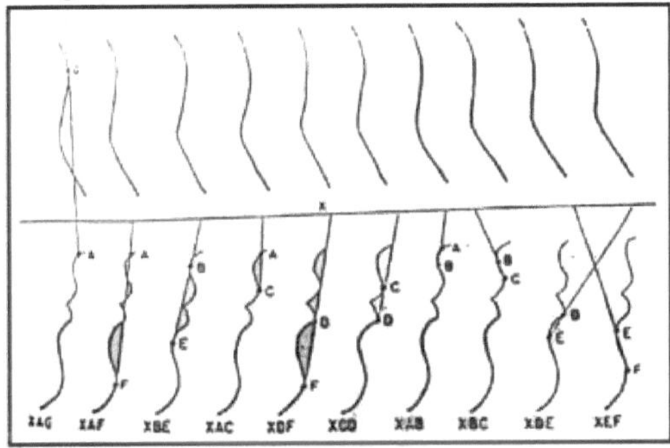

111) Ângulos de contorno

45 ângulos de contorno foram formados pela intersecção dos 10 componentes diferentes do perfil que abstraem a morfologia intrincada do perfil tegumentar, dos quais 5 foram descritos e utilizados.

Foram medidos a partir de uma linha reta (180 graus) interpretada como 0 graus, subtraindo os 2 ângulos de inclinação cujos segmentos de linha formavam os ângulos de contorno.

1. Contorno facial total (GAF)

O ângulo formado pela intersecção das componentes facial superior e facial inferior anterior.

2. Contorno maxilomandibular (ACDF)

O ângulo formado pela intersecção dos componentes maxilar e mandibular.

3. Contorno labiomandibular (CDF)

O ângulo formado pela intersecção dos componentes interlabial e mandibular.

4. Contorno do sulco maxilar (ABC)

O ângulo formado pela intersecção dos componentes labial inferior e supramental.

5. Contorno do sulco mandibular (DEF)

O ângulo formado pela intersecção dos componentes labial superior e subnasal.

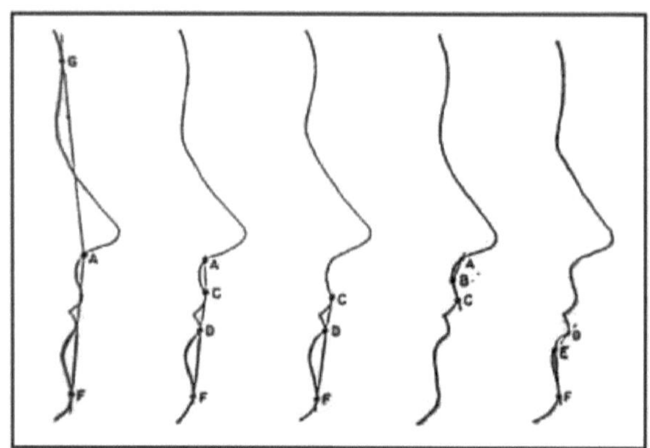

Normas para a inclinação facial e os ângulos do contorno facial

Média (Grau)	Desvio padrão (Grau)	Gama (graus)	Erro padrão ou média	Ângulo
-6.5	3.2	-13.5 -0.5	0.50	Inclinação facial superior (XAG)
4.8	4.0	-11.5 -1.5	0.64	Inclinação facial inferior (XAF)
11.7	4.2	-19.5 -5.5	0.67	Inclinação facial inferior (XBE)
-4.0	6.7	-19.0 -9.0	1.07	Inclinação do maxilar (XAC)
7.5	5.5	-17.5 -3.5	0.89	Inclinação mandibular (XDF)
8.0	5.0	-16.5 -5.5	0.80	Inclinação interlabial (XCD)
16.1	7.4	-35.0 -1.0	1.19	Inclinação subnasal (XAB)
-27.0	9.5	-15.5 -6.5	1.50	Inclinação labial superior (XBC)
41.9	9.2	-67.0 -21.0	1.47	Inclinação labial inferior (XDE)
-16.1	3.7	-24.5 -7.5	0.50	Inclinação Supramental (XEF)
11.3	4.1	-24.5 -0.5	0.65	Contorno facial total (GAF)
11.5	6.5	-23.0 -9.0	1.04	Contorno maxilomandibular (ACDF)
-0.5	0.0	-11.5 -15.5	0.0	Contorno Labiomandibular (CDF)
43.1	10.0	-19.5 -65.0	1.50	Contorno do sulco maxilar (ABC)

| 58.0 | 11.7 | -11.0 -82.0 | 1.83 | Contorno do sulco mandibular (DEF) |

112) Extensão horizontal (espessura)

Estas eram distâncias em mm entre pontos de referência dentários/esqueléticos (S) e tegumentares (I), medidas ao longo de uma paralela a X. [Se (I) fosse superior a (S), era atribuída uma leitura +ve e vice-versa].

Extensão Medições	MALES			FEMININAS			
	Média	S.D	S.E. de Média	Média	S.D	S.E. de Média	P*
Glabella	7.0	1.11	0.37	6.6	0.82	0.16	.20
Subnasale	18.7	2.33	0.78	16.9	1.45	0.29	.05
Sulco labial superior	16.2	1.61	0.54	14.7	1.88	0.38	.05
Labrale superius	15.5	1.88	0.63	12.1	1.83	0.37	.001
Labrale inferius	16.1	1.54	0.51	13.4	1.29	0.26	.001
Sulco labial inferior	12.9	2.20	0.73	11.6	1.31	0.26	.05
Menton	12.8	2.19	0.73	12.2	1.83	0.37	.20
Estomatite de incisão	3.1	2.24	0.74	3.3	1.64	0.33	.20

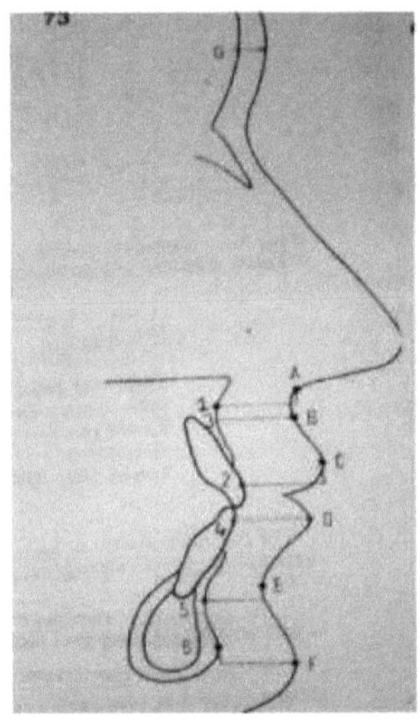

Análise de tecidos moles

Postura dos lábios de Burstone

2) BURSTONE (1967)[91] : Postura dos lábios e seu significado no planeamento do tratamento

Uma vez que a má oclusão, a estabilidade dos dentes e a estética facial são influenciadas em parte pela massa total, pela posição no espaço e pela atividade geral dos tecidos moles, a morfologia dos tecidos moles e a postura dos lábios assumem importância.

Posição relaxada dos lábios

Os lábios estão relaxados, afastados e soltos, sem qualquer esforço de contração.

Teoricamente, é um estado em que não há contração da musculatura labial; no entanto, clinicamente, é difícil obter um registo fiável desta posição, a menos que seja utilizada uma técnica de EMG.

Tal como a postura corporal, a postura relaxada dos lábios é uma posição determinada pelos músculos, pelo que não pode ter a reprodutibilidade associada às medições dos tecidos duros.

A inervação do lábio é fornecida pelo VII nervo craniano, que tem uma associação estreita com o SNA ou ligações superiores com o hipotálamo, pelo que os estados emocionais influenciam fortemente a contração ou a ausência de contração das fibras musculares do lábio.

Posição do lábio fechado

Os lábios tocam-se ligeiramente para produzir um selamento ou fecho anterior, caracterizado por uma contração mínima dos lábios no esforço para efetuar este selamento (Nos casos de classe II div. I com overjet significativo - posição em que existe um ligeiro contacto entre o lábio inferior e o incisivo maxilar).

Caraterísticas verticais do lábio

Fenda interlabial

É a dimensão linear mais curta entre a superfície inferior do lábio superior e a superfície superior do lábio inferior. Normalmente, existe um ligeiro espaço entre os dois lábios.

- Na oclusão cêntrica: O intervalo médio é de 1,8 mm (DP 1,2 mm)
- Posição de repouso da mandíbula 3,7 mm (DP 1,6 mm)

A inadequação do comprimento do lábio em relação às dimensões verticais da face inferior é caracterizada por um grande espaço interlabial. O tecido labial redundante em relação à dimensão vertical existente não apresentará qualquer intervalo interlabial.

Factores responsáveis pela variação do intervalo interlabial:

1. Diferença no comprimento de um ou de ambos os lábios.
2. Variação da altura do esqueleto na porção anterior.
3. Protrusão dentária.
4. Postura dos lábios.

Diferença no comprimento de um ou de ambos os lábios.

a) Para avaliar o comprimento relativo dos lábios superior e inferior, convém dividir a face inferior em duas porções mensuráveis.

- Porção superior/lábio superior - do subnasal ao estomago (ponto mais baixo do lábio superior).
- Parte inferior/lábio inferior e queixo - estoma a gnátio

Comprimento dos lábios	Rapazes		Raparigas	
	Média	**SD**	**Média**	**SD**
Superior	23.8	1.5	20.1	1.9
Inferior	49.9	4.5	46.4	3.4
Rácio L/U	2.1		2.3	

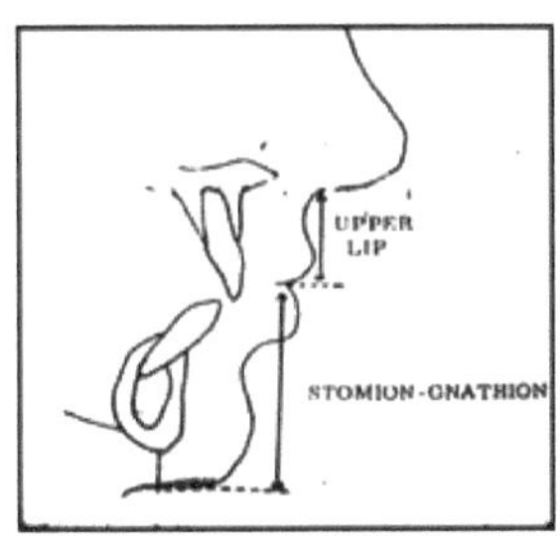

Comprimento dos lábios

b)   Medir a distância entre o bordo inferior do lábio superior e a ponta da borda incisal (do estoma à incisão). Esta medição vertical é efectuada em ângulo reto com o plano palatino.

- Valores normais:

O incisivo maxilar projecta-se inferiormente 2,3 mm para o bordo inferior do lábio superior (DP - 1,9 mm).

Existe uma diferença significativa entre os adolescentes com face normal e os adolescentes com classe II div. I é observada na medida do estoma - incisão (nível de confiança de 0,1%).

Caraterísticas horizontais

Plano de referência utilizado:

Linha que liga *o subnasal e o pogónio dos tecidos moles* (descendo uma tangente à zona do queixo a partir do subnasal). É selecionada por ser um plano de *variação mínima* na zona do rosto.

A protrusão ou retrusão labial é medida como uma distância linear perpendicular do plano subnasal - pogonion ao ponto mais proeminente do lábio superior e inferior.

PROTRUSÃO LABIAL A) INCLINAÇÃO DO LÁBIO EM U B) ÂNGULO NASOLABIAL

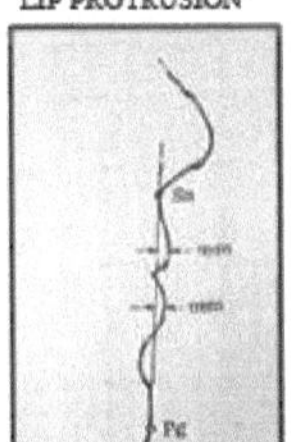

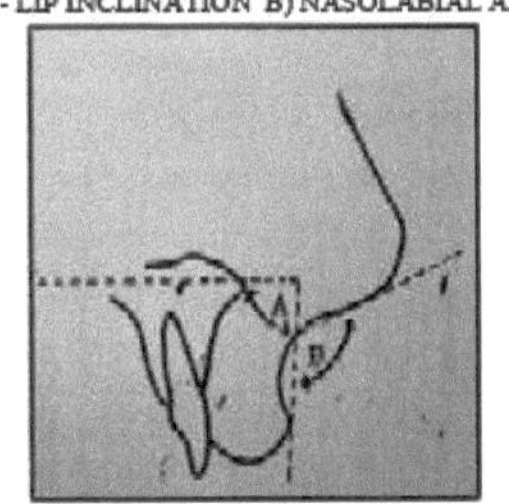

Protrusão labial em adultos caucasianos normais (13-15 anos)

Dimensões	Média	SD
Lábio superior para Sn-Pog	3,5 mm	1.4
Lábio inferior para Sn - Pog	2,2 mm	1.6
Inclinação do lábio superior em relação ao plano palatino	97,5 graus	9.3
Ângulo nasolabial	73,8 graus.	8.0

Comprimento do nariz:

Medida entre as intersecções, ao longo do plano palatino, das perpendiculares descidas do subnasal e da ponta do nariz.

Média	SD	Gama
15,5 mm	2,8 mm	12 a 20,0 mm

COMPRIMENTO DO NARIZ

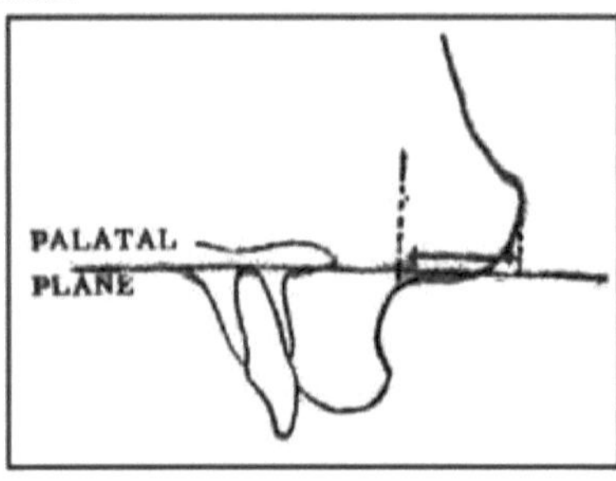

Resumo da postura labial:

1) É necessária uma contração mínima dos lábios para selar a porção anterior da cavidade oral em pessoas normais. O lábio inferior contribui com mais movimento para efetuar o encerramento do que o lábio superior, uma vez que ambos os lábios se retraem e achatam simultaneamente contra os incisivos.

2) A trajetória do fecho labial pode variar consideravelmente em casos de má oclusão, dependendo da quantidade de a) overjet/under jet,

b) protrusão/retrusão dos incisivos

c) intervalo interlabial.

3) As desarmonias faciais podem ser observadas na ausência de discrepâncias dento-esqueléticas. Estas podem estar associadas a inadequações ou redundância dos lábios.

4) A postura relaxada do lábio inferior é utilizada como guia para o posicionamento dos incisivos superiores. O incisivo não pode ser posicionado para a frente do lábio inferior relaxado, desde que o overjet seja normal e o doente mantenha um selamento labial habitual.

5) As alterações dos tecidos moles após a retração dos incisivos podem ser previstas se a posição relaxada dos lábios for utilizada como base para a previsão.

6) Um dos objectivos do tratamento ortodôntico deve ser o de minimizar a quantidade de contração dos lábios, desde a posição de lábios relaxados até à posição de lábios fechados.

Análise dos tecidos moles de Legan & Burstone

3) ANÁLISE DOS TECIDOS MOLES DE LEGAN E BURSTONE (1980)92

O tecido mole que cobre os dentes e os ossos tem uma espessura muito variável e esta variação pode ser maior do que a variação na posição e no tamanho dos dentes e dos ossos.
Os doentes podem parecer mais ou menos convexos nos seus perfis do que o indicado pelo seu tecido duro devido à diferença no tecido mole, especialmente na junção do *nariz com o lábio superior* e na *região do queixo.*
PLANO DE REFERÊNCIA (HP) PONTOS DE REFERÊNCIA DE TECIDOS MOLES

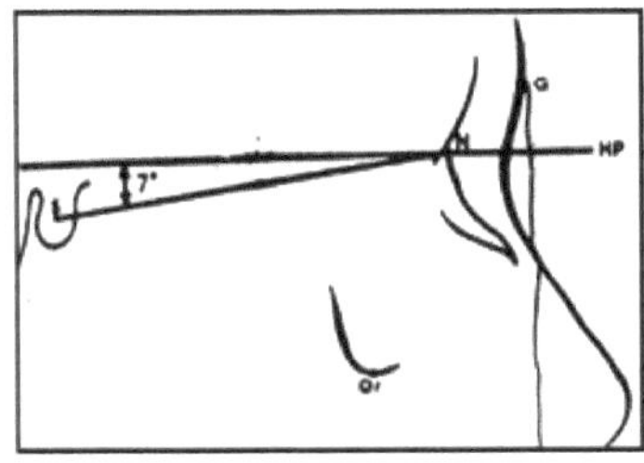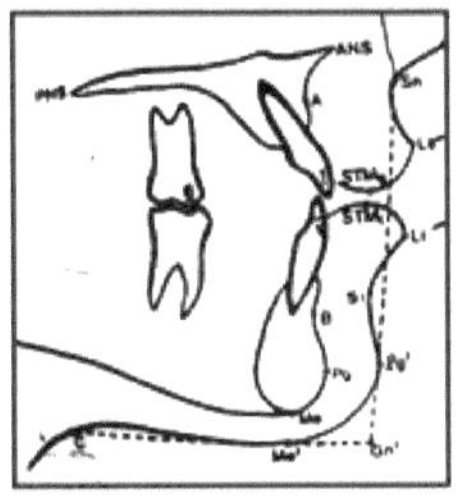

1. *Forma facial*

1) Ângulo de convexidade facial: (1 na FIG.2)

Para a medição do perfil horizontal global dos tecidos moles, mede-se o ângulo de convexidade facial ou o ângulo do contorno facial G - Sn - Pg'.

• Na diminuição do ângulo positivo ou positivo mais pequeno, o perfil é sugestivo de uma relação esquelética e dentária de classe III.

• No caso de haver um aumento positivo do ângulo, o perfil torna-se mais convexo, indicando uma relação esquelética e dentária de classe II.

Um ângulo no sentido dos ponteiros do relógio é positivo, no sentido contrário ao dos ponteiros do relógio é negativo. Este ângulo não indica a localização da deformidade.

2. *Para determinar o prognatismo na maxila ou na mandíbula* (FIG 1)

Uma linha perpendicular ao plano horizontal é largada da glabela (plano de referência).

A) A distância ao subnasal a partir desta linha vertical é medida paralelamente ao plano horizontal; isto descreve a quantidade de excesso ou deficiência maxilar na direção anterioposterior.

• O valor negativo (Sn posterior ao plano de referência) é indicativo de retrusão maxilar

• Um valor positivo grande (Sn anterior ao plano ref) é indicativo de uma maxila procumbente.

B) A posição do pogónio também é medida paralelamente a HP a partir da linha perpendicular que parte da glabela (plano de referência). Dá uma indicação de prognatismo ou retrognatismo mandibular.

- Quanto mais negativo for o valor, ou seja, quanto mais posterior for o ponto de pog. em relação ao plano de referência, mais grave se torna a deficiência mandibular.

3. *Ângulo da garganta da face inferior* (2 na FIG.2)

É formado pela intersecção das linhas Sn - Gn' e Gn' - C. Este ângulo é crítico no planeamento do tratamento para corrigir a displasia facial anterioposterior.

Um ângulo inferior obtuso entre a face e o pescoço deve alertar o médico para não utilizar procedimentos que reduzam a proeminência do queixo.

Os pacientes da classe III com gargantas curtas e pesadas e ângulos inferiores obtusos da face - pescoço geralmente não devem ter recuos mandibulares.

4. *Proporção vertical altura-profundidade da face inferior* (Fig.2)

- Determinar a viabilidade de aumentar ou diminuir a proeminência do queixo.

Relação entre o ponto subnasal (Sn') e o gnátio (Gn') e entre o ponto cervical (C) e o gnátio (Gn'):

= *ligeiramente superior a 1.*

Rácio muito superior a 1 - o doente tem um pescoço relativamente curto e a projeção anterior do queixo não deve ser reduzida.

5. *Dimensão vertical para a proporcionalidade facial anterior* (FIG. 1)

É a relação entre a altura do terço médio da face e a altura do terço inferior da face, medida perpendicularmente a HP. Este rácio entre as distâncias G-Sn e Sn-Me' deve ser de 1: 1.

Rácio inferior a 1 - indica uma grande altura do terço inferior da face, excesso vertical do maxilar, macrogenia vertical ou uma combinação destes factores.

Fig. 1   Fig.2

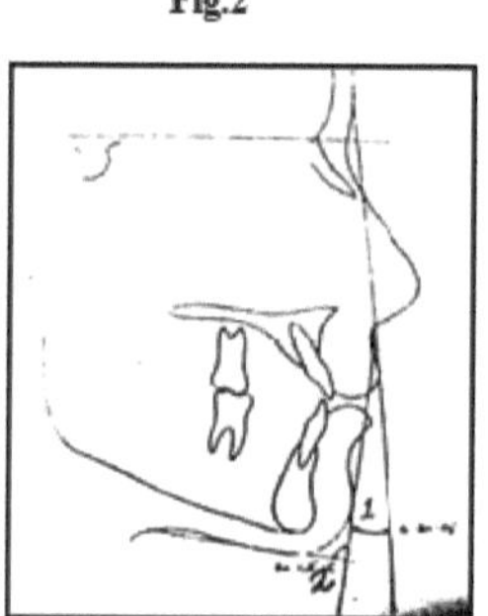

II. Posição e forma dos lábios

1. *Ângulo nasolabial* (Fig. 4)

É o ângulo entre *a columela (Cm) - subnasal (Sn) - labrale superius* (Ls)

- É utilizado para avaliar a displasia maxilar antero-posterior
- Também é útil para avaliar a posição do lábio superior

<u>Ângulo nasolabial agudo</u>: permite retrair cirurgicamente a maxila ou os incisivos maxilares ou ambos.

<u>Ângulo nasolabial obtuso</u>: sugere hipoplasia maxilar. Pode ser necessário o avanço da maxila e/ou dos incisivos superiores.

1. *Protrusão labial* (Fig. 3)

Avaliada traçando uma linha do subnasal ao pogónio do tecido mole e a quantidade de protrusão ou retrusão labial é medida como uma distância linear perpendicular a partir desta linha até ao ponto mais proeminente de ambos os lábios.

2. *Sulco Labiomental* (Fg4)

O sulco labiomental é medido a partir da profundidade do sulco, perpendicularmente à linha Li-Pg'. Um sulco de cerca de 4 mm é a média para proporcionar um contorno agradável do lábio inferior ao queixo.

3. *Terço inferior do rosto* (Fig.3)

O terço inferior do rosto (Sn-Me') pode ser dividido em terços; o comprimento do lábio superior, ou a distância Sn-Stms, deve ser aproximadamente um terço do total, e a distância Stmi - Me' deve ser cerca de dois terços. Dito de outra forma, a relação Sn-Stmi/Stm1 - Me' deve ser de 1:2. É desejável que o incisivo superior apareça dois milímetros abaixo do lábio superior com o lábio em repouso.

4. *Lacuna interlabial* (Fig. 3)

Espaço interlabial, ou seja, a distância vertical entre os lábios superior e inferior com os lábios em repouso.

Ideal: Intervalo entre um ligeiro contacto e cerca de 3 mm de distância.

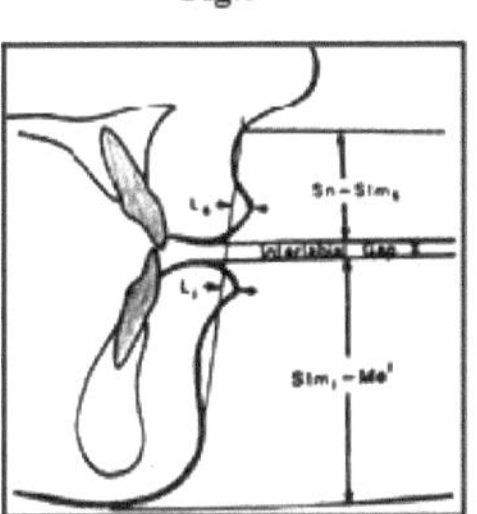
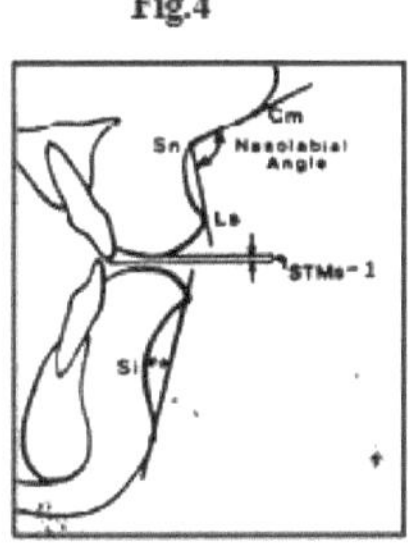

6. Normalmente, o perfil facial geral demonstra uma ligeira convexidade (o ângulo glabela-subnasal-pogónio é de 120).

Normas para a análise Legan Burstone

Medidas	Pontos de referência	Média	Desvio padrão
Forma facial			
Ângulo de convexidade facial	G-Sn-Pg'	120	4
Prognatismo maxilar	G-Sn (HP)*	6mm	3
Prognatismo mandibular	G-Pg (HP)	0mm	4
Rácio da altura vertical	G-Sn/Sn-Me" (HP)	1	-
Ângulo face-garganta mais baixo	Sn-Gn'-C	1000	7
Menor rácio altura-profundidade vertical	Sn-Gn/C-Gn'	1.2	-
Posição e forma dos lábios			
Ângulo nasolabial	Cm-Sn-Ls	1020	8
Protrusão do lábio superior	Ls para (Sn-Pg')	3 mm	1
Protrusão do lábio inferior	Li a (Sn-Pg')	2mm	1
Sulco mentolabial	Si para (Li-Pg')	4mm	2
Rácio lábio-queixo vertical	Sn-Stm/ Stm-Me' (HP)	0.5	-
Exposição do incisivo maxilar	Stm-I	2mm	2
Fenda interlabial	Stm-Stm (HP)	2mm	2

4) MERRIFIELD L.L. (1966) [23]

Centrando a atenção nos tecidos moles da parte inferior da face, contíguos às áreas subjacentes, onde a intervenção ortodôntica tem normalmente a sua influência, *Merrifield* apresentou o conceito de utilização da *linha de* perfil I como ajuda na avaliação crítica da estética facial.

Amostra:

A amostra era constituída por três grupos de telerradiografias laterais. Estes foram:

• 40 cefalogramas laterais selecionados de pessoas adultas normais I não ortodônticas (tal como foram selecionadas por Tweed).

• 40 cefalogramas laterais selecionados de pacientes ortodônticos normais I (11-15 anos) no final do tratamento (retirados dos casos Tweeds)

• 40 cefalogramas laterais selecionados de pacientes ortodônticos normais I (11-15 anos) no final do tratamento (retirado dos casos de Merrifield).

A linha Perfil

É uma linha tangente ao pogónio dos tecidos moles e ao lábio mais proeminente - lábio inferior ou superior, consoante o que sobressaia mais anteriormente e se estenda superiormente até intercetar o plano de Frankfort.

A linha de perfil é, assim, uma referência à posição das áreas do rosto sobre as quais o ortodontista tem influência através dos movimentos dentários, nomeadamente a região da boca.

Utilizando o ponto mais anterior do lábio superior ou inferior, a linha exprime a quantidade de protrusão do lábio.

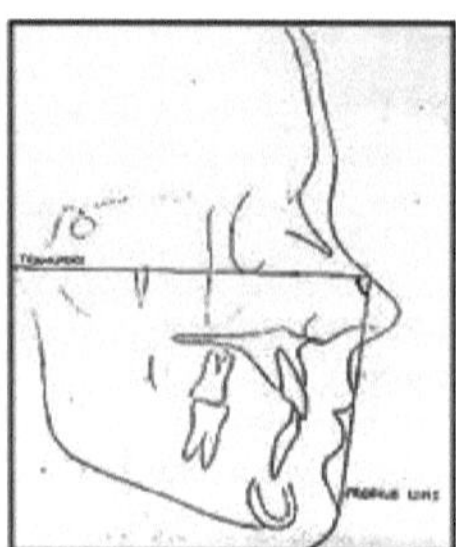

Foram utilizadas as seguintes medidas para descrever e avaliar a linha Profile:

i) Espessura total do queixo:

Trata-se de uma medida linear, que inclui a espessura do mento ósseo e do tecido mole. O mento ósseo foi medido como o mento ósseo situado anteriormente à linha NB e medido até Pog, enquanto o mento tegumentar foi medido como a sobreposição tegumentar no mesmo ponto.

Normal: 16 mm

Alcance: 12 a 20 mm

É importante que o *queixo total* seja expresso. O queixo ósseo e a sua cobertura de tecido mole variam muito nos indivíduos e a sua soma total deve estar dentro do intervalo.

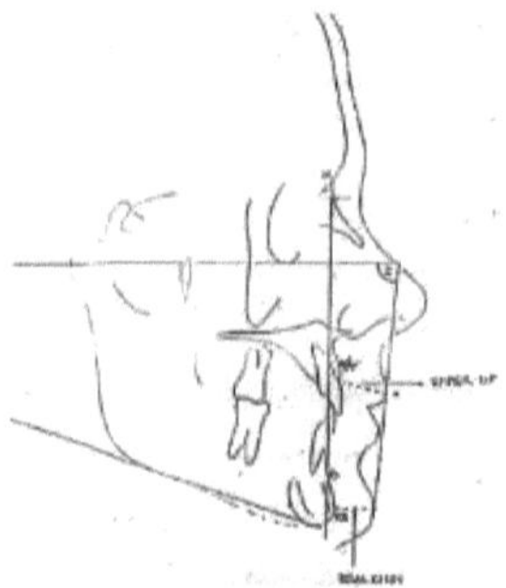

ii) Espessura do lábio superior:

Esta medição linear é efectuada a partir do prostíbulo até ao ponto mais anterior do bordo vermelhão do lábio superior.

- Normal: 13,5 mm
- Gama: 9 a 18 mm

Ângulo Z:

O ângulo inferior interno formado pela intersecção do plano de Frankfort com a linha de perfil. Dá uma relação angular da face inferior.

- *Normal*: 81 graus
- *Gama:* 71 a 89 graus

Homens: ângulo Z médio: 82,2 graus

Feminino: ângulo Z médio: 80,2 graus

Nos homens, o ângulo Z médio é ligeiramente maior em cerca de 2,5 graus do que nas mulheres, o que se deve a,

1. Maior espessura total do queixo nos homens em comparação com as mulheres

2. Os machos têm perfis mais rectos do que as fêmeas.

Assim, com a ajuda do ângulo Z, é possível avaliar a quantidade de protrusão labial e a relação lábio-queixo.

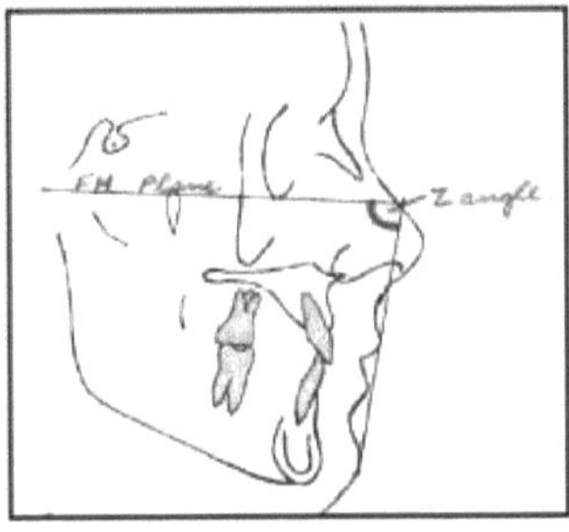

Medições lineares e angulares registadas para vários grupos

Normais não ortodônticos

Valor	Média	Gama
Homens		
FMA (deg.)	23.10	16 a 33
IMPA (deg.)	85.28	79 a 96
FMIA (deg.)	69.6	65 a 75
ANB (deg.)	2.33	0 a 5
Ângulo Z (deg.)	82.2	71 a 86
Queixo total (mm)	16.78	13 a 20
Lábio superior (mm)	14.4	13 a 16

Mulheres

Valor	Média	Gama
FMA (deg.)	23.57	14 a 34,5
IMPA (deg.)	87.14	80 a 95
FMIA (deg.)	69	64 a 80
ANB (deg.)	1.52	-2 a 18
Ângulo Z (deg.)	80.2	73 a 89
Queixo total (mm)	15.65	12 a 18
Lábio superior (mm)	13.7	9 a 18

Normal ortodôntico

TWEED MERRIFIELD

Valor	Média	Gama	Média	Gama
Homens				

FMA (deg.)	27.9	15 a 36,5	26.6	18 a 40
IMPA (deg.)	85.6	75,5 a 93	86.7	81 a 94
FMIA (deg.)	66.41	58 a 80	66.7	59 a 73
ANB (deg.)	3.10	1 a 6,25	2	-0,5 a 3,5
Ângulo Z (deg.)	75	68 a 88	75.3	72 a 83
Queixo total (mm)	16.5	13 a 21	16.4	13 tp 21
Lábio superior (mm)	18	15 a 23	18.6	15 a 23
Mulheres				
FMA (deg.)	25.35	17 a 33,5	27.36	17,5 a 39
IMPA (deg.)	87.97	72 a 100	87.36	77,5 a 97
FMIA (deg.)	66.68	59 a 81	65.28	58 a 75
ANB (deg.)	2.09	0 a5	2.4	0 a 6,5
Ângulo Z (deg.)	78.7	73 A 87	77.70	72,5 a 85
Queixo total (mm)	16.28	13 a 19,5	16.27	13 a 20
Lábio superior (mm)	15.80	12 a 19	15.31	12 a 19

MEDIDAS REGISTADAS EM DEZ MELHORES NORMOVISUAIS NÃO ORTODÔNTICOS (INDEPENDENTEMENTE DO SEXO)

TWEEDMERRIFIELD

Valor	Média	Gama	Média	Gama
FMA (deg.)	25.3	18,5 a 31	26.65	21 a 34
IMPA (deg.)	86.6	81 a 93,5	87.50	80 a 94
FMIA (deg.)	68.1	64 a 74	65.85	59 a74
ANB (deg.)	0.95	-2 a 3	2.4	0 a 5,5
Ângulo Z (deg.)	80.2	75 a 85	78.65	73 a 83
Queixo total (mm)	15.6	14 a 17	16.2	14 a 20
Lábio superior (mm)	14.4	13 a 16	14.5	12 a 16

Resumo:

* A espessura total do queixo é de importância primordial na avaliação do perfil. Tanto o queixo ósseo como o queixo de tecido mole podem estar mal proporcionados, mas desde que um compense o outro, o equilíbrio do perfil não será afetado.

* A medição do ângulo Z e a linha de perfil fornecem uma descrição crítica da relação entre a parte inferior da face e eliminam a imprecisão do "juízo ocular".

* Os homens tinham medidas de ângulo Z mais elevadas do que as mulheres em indivíduos não ortodônticos, enquanto que em *pacientes tratados o inverso foi verdadeiro, indicando que as mulheres atingem a maturidade mais rapidamente, mas mostram menos alterações após o tratamento ortodôntico.*

* No sexo feminino, tratado ortodonticamente, a espessura total do mento foi igual ou maior que a espessura do lábio superior, enquanto no sexo masculino, a maior variação dessa medida mostrou o achado inverso.

* *A espessura total do queixo deve ser igual ou ligeiramente superior à espessura do lábio superior.*

- A relação do lábio pode ser avaliada com exatidão relacionando-a com a linha do perfil.
O lábio superior deve ser tangente à linha; o lábio inferior deve ser tangente ou ligeiramente
atrás da linha do perfil.

- Com medições normais de FMA, IMPA, FMIA e ANB em pacientes de 11 a 15 anos de
idade, o *ângulo Z normal* é de 78 graus.

- Com medições normais de FMA, IMPA, FMIA e ANB no adulto, *o ângulo Z normal* é de
78 graus.

- O jovem paciente do sexo feminino, no final do tratamento ortodôntico, tem uma melhor
relação queixo-lábio do que o jovem paciente do sexo masculino na mesma altura.

Vantagens

- A linha de perfil em casos de má oclusão *dá a extensão total da protrusão labial quando
expressa em medidas angulares*
(ângulo Z), ou seja, a relação labial pode ser avaliada com exatidão relacionando-a com a
linha de perfil.

- *A proporção da face inferior pode ser definida dentro de um intervalo estreito.*

- O plano de Frankfort foi utilizado para estabelecer o ângulo Z porque pode ser facilmente
visualizado no doente, na fotografia e no cefalograma lateral.

5) ANÁLISE DE TECIDOS MOLES DE HOLDAWAY (1983) [93]

O perfil dos tecidos moles desempenha um papel importante nas nossas considerações
ortodônticas. Normalmente, ao corrigirmos as más oclusões, provocamos mudanças na
aparência que são agradáveis para todos os interessados.

Esta análise é uma tentativa de expressar quantitativamente as relações dos tecidos moles que
são agradáveis e harmoniosas, bem como as que não o são, para diferenciar umas das outras, e
para explicar como esta informação é utilizada no planeamento do tratamento ortodôntico.

Método

Holdaway delineou 11 parâmetros de tecidos moles para o equilíbrio dos tecidos moles.

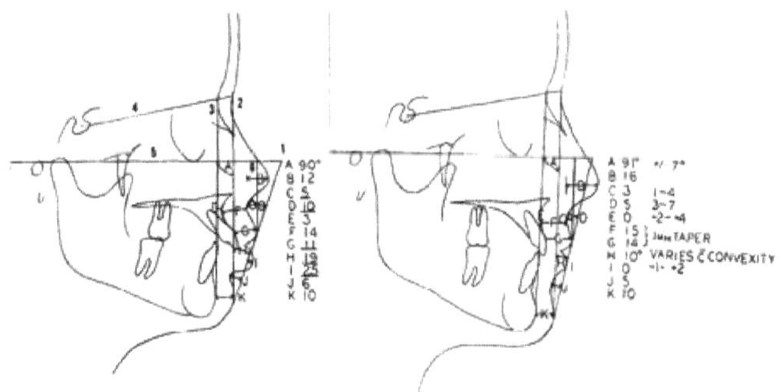

Fig. 1B. Cephalometric tracings of patient shown in Fig. 1A. Lines used: 1, The H line or harmony line drawn tangent to the soft-tissue chin and the upper lip; 2, a soft-tissue facial line from soft-tissue nasion to the point on the soft-tissue chin overlying Ricketts' suprapogonion; 3, the usual hard-tissue facial plane; 4, the sella-nasion line; 5, Frankfort horizontal plane (FH); 6, a line running at a right angle to the Frankfort plane down tangent to the vermilion border of the upper lip.

I. Ângulo facial de tecido mole

- Ângulo facial formado pela intersecção do plano FH com a linha que une N a Pog.
- Valor médio: 90-92 graus.
- Utilizado para medir o grau de protrusão (aumento do ângulo facial) ou de retrusão
(diminuição do ângulo facial) do maxilar inferior.

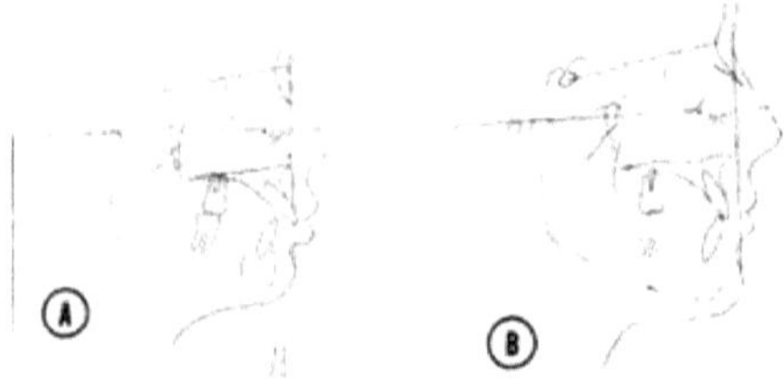

II. Proeminência do nariz

* Medida por meio de uma linha perpendicular à horizontal de Frankfort e tangente ao bordo vermelhão do lábio superior.
* Este mede o nariz a partir da sua ponta em frente da linha e a profundidade da incursão do lábio superior na linha.
* Valor médio: 14-24 mm

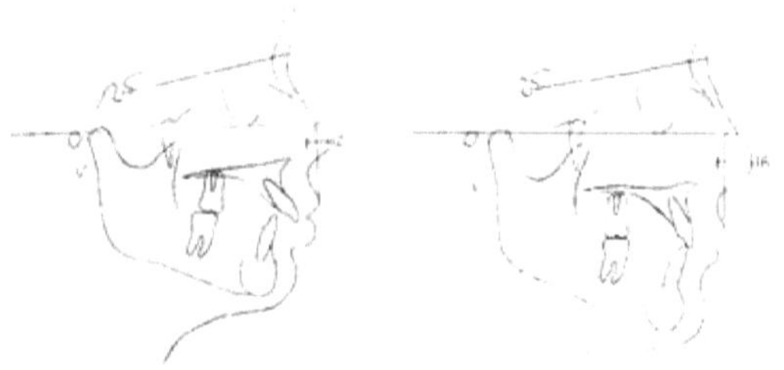
Fig. 6. This balanced face has a nose-prominence measurement of 16 mm. at retention time.

III. Profundidade do sulco superior

* Medida em relação a uma perpendicular a FH e tangente ao bordo do vermelhão do lábio superior.
* Valor médio: 1-4 mm,
* Valor ideal: 3 mm

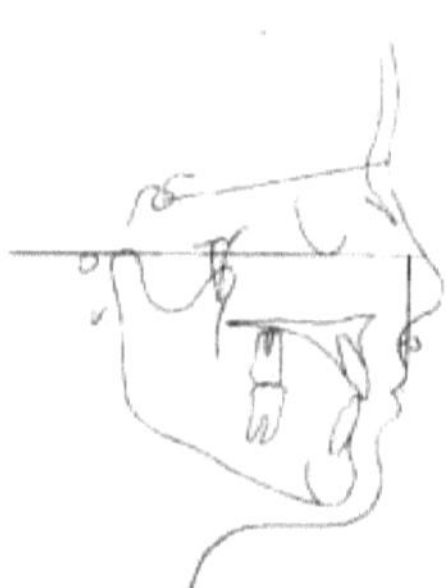

IV. Subnasal à linha H

* Medição do tecido mole subnasal até à linha H
* A linha H ou linha de harmonia, formada por um desenho tangente ao queixo de tecido mole e ao lábio superior
* Gama normal: 3-7 mm
* Valor ideal: 5 mm

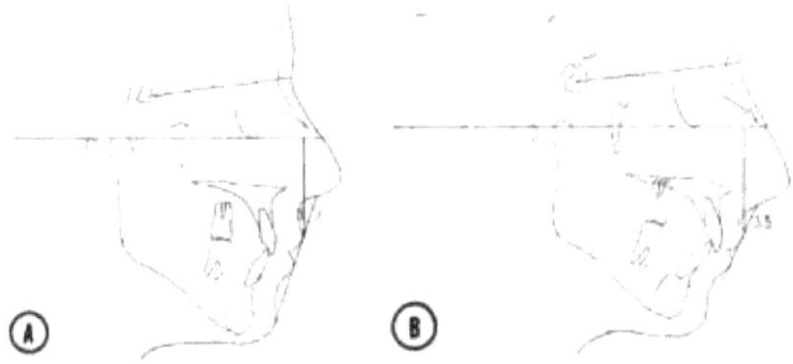

A, Lábio curto e fino. B, Lábio mais comprido e mais grosso.

V. Convexidade do perfil esquelético

- Medida do ponto A até à linha de tecido duro N-Pog ou plano facial.
- Valor médio: +2 a -2 mm

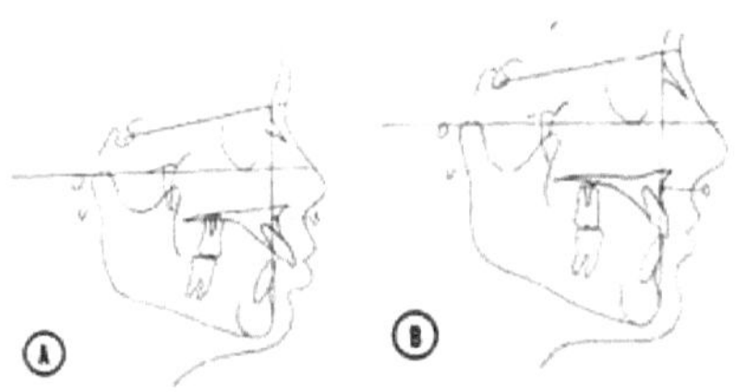

Fig. 11. Before treatment (A) and at retention (B). In this case, at retention we find point A on the facial plane, or a 0 mm. measurement.

Fig. 11. Antes do tratamento **(A)** e na retenção (B). Neste caso, no momento da contenção, encontramos o ponto A no plano facial, ou seja, uma medida de 0 mm.

VI. Espessura básica do lábio superior

- Medida 3 mm abaixo do ponto A até ao bordo exterior do lábio superior.
- Valor médio: 15 mm

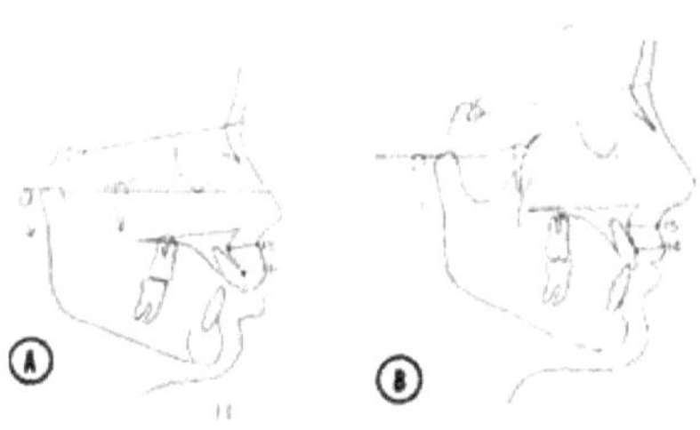

Fig. 12. A, There is a 15 mm. measurement of basic upper lip thickness. B, A taper of 1 mm. as shown at retention is the usual finding when the denture is properly oriented and no perioral muscle strain is present with the lips closed.

Fig. 12. A, Há uma medição de 15 mm da espessura básica *do lábio* superior. B, Uma conicidade de 1 mm, como mostrado na retenção, é o achado habitual quando a prótese está corretamente orientada e não existe tensão muscular perioral com os lábios fechados.

VII. Medição da deformação do lábio superior

- Medida entre o vermelhão do lábio superior e a superfície vestibular do incisivo central superior.

*   Valor médio: 13-14 mm

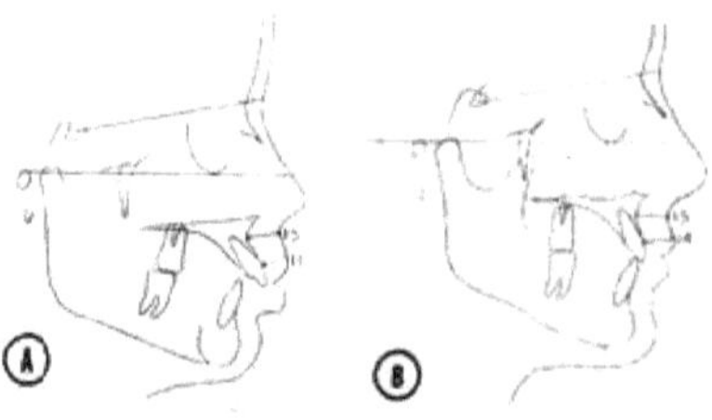

Fig. 12. A, Há uma medição de 15 mm da espessura básica *do lábio* superior. B, Uma conicidade de 1 mm, como mostrado na retenção, é o achado habitual quando a prótese está corretamente orientada e não existe tensão muscular perioral com os lábios fechados.

VIII. Ângulo H

*   Trata-se de uma medida angular da linha H em relação à linha Na-Pog dos tecidos moles ou ao plano facial dos tecidos moles.
*   Gama Noramal: 7 a 15 graus
*   Valor ideal: 10 graus quando a medição da convexidade é de 0 mm.

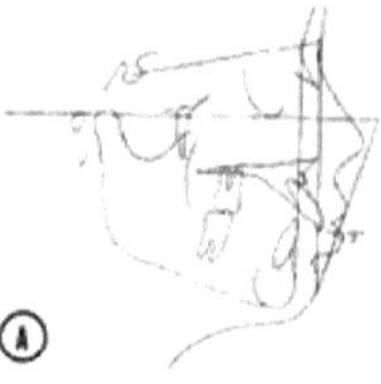

Lábio inferior até à linha H

*   A posição ideal do lábio inferior em relação à linha H é 0 - 0,5 mm anterior
*   As variações individuais de 1 mm atrás a 2 mm à frente da linha H são consideradas como estando num bom intervalo.

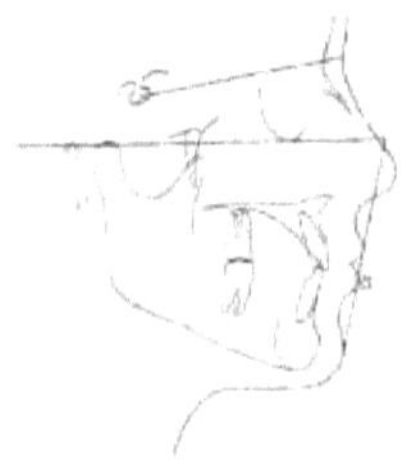

Fig. 18. Traçados para ilustrar o lábio inferior em relação à linha H. A medida ideal é de 0 a 0,5 mm.

IX. Sulco inferior à linha H

*   O contorno na área do sulco inferior deve ser harmonioso com a forma do sulco superior.
*   Medida no ponto de maior incursão entre o bordo do vermelhão do lábio inferior e o queixo de tecido mole e é medida até à linha H
*   É um indicador da forma como gerimos as inclinações axiais dos dentes anteriores inferiores.

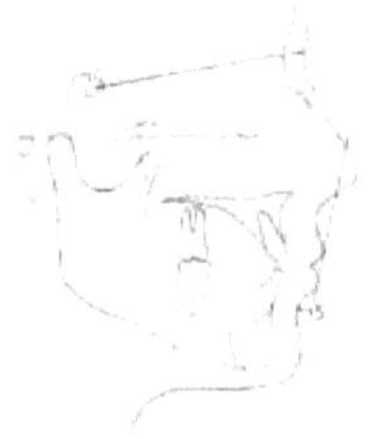

XI. Espessura dos tecidos moles do queixo

- Registada como uma medida horizontal.
- É a distância entre as duas linhas verticais que representam os planos faciais dos tecidos duros e dos tecidos moles ao nível do supra-pogónio de Ricketts.
- Valor médio: 10 a 12 mm

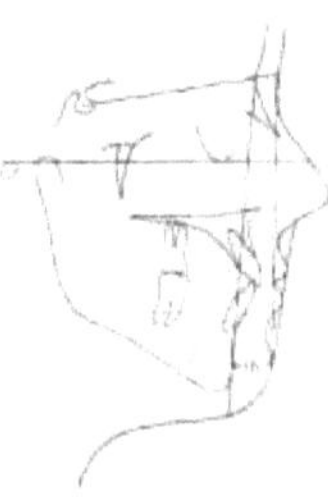

RESUMO

Semelhanças faciais ideais

As semelhanças fundamentais associadas à beleza facial incluem o seguinte:

1. Um queixo de tecido mole bem posicionado no perfil facial.
2. Sem problemas graves de convexidade do perfil esquelético.
3. Um ângulo H que está dentro de 1 ou 2 graus da média para a medição da convexidade do indivíduo.
4. Uma ondulação ou forma definida do lábio superior, medindo no intervalo muito estreito de 4 a 6 mm. de profundidade do sulco superior à linha H e de 2,5 a 4 mm. a uma linha perpendicular traçada a partir de Frankfort.
5. O lábio inferior na linha H ou a menos de 1 mm da mesma.
6. A forma do lábio inferior e a profundidade do sulco são harmoniosas com as do lábio superior, embora haja mais variações nesta área do que no lábio superior.
7. Não há medições normalmente grandes ou pequenas da proeminência total do nariz ou da espessura do tecido mole do queixo.

6) ANÁLISE DE ARNETT E BERGMAN (1993)[9] 5,[96]

A capacidade de uma pessoa reconhecer um rosto bonito é inata, mas traduzir isso em objectivos de tratamento definidos é problemático. O reconhecimento da beleza não é praticado nem é difícil. As regras que regem o porquê de um rosto ser belo não são compreendidas nem são necessárias para que alguém possa dizer que um rosto é belo. Os artistas e os profissionais de saúde têm tentado definir e recriar um ideal. Reconhecem a beleza, mas é difícil estabelecer padrões objectivos.

Os ortodontistas utilizam chaves dentárias e faciais para diagnosticar e tratar as más oclusões.

As chaves dentárias incluem:

- Sobrejacto,
- Oclusão canina, e
- Oclusão molar.

As chaves dentárias têm um grande peso na determinação do tratamento.

As chaves faciais não são utilizadas por alguns ortodontistas e são utilizadas com parcimónia por outros.

As chaves faciais utilizadas pelos ortodontistas incluem:

- As posições relativas do lábio superior,
- Lábio inferior, e
- Queixo.

Estes fornecem informações, mas apenas uma visão limitada do diagnóstico global.

O **objetivo** da análise de *Arnett e Bergman* era:

1. Apresentar uma análise clínica facial organizada e exaustiva.

2. Discutir as alterações dos tecidos moles associadas aos tratamentos ortodônticos e cirúrgicos da má oclusão.

Método

Os pacientes são examinados na posição natural da cabeça, relação cêntrica e postura relaxada dos lábios.

São analisados *dezanove* traços faciais *chave*.

Quadro I. Exame facial frontal e de perfil: são enumerados os 19 traços faciais incluídos no exame facial

1.   Vista frontal
A.   Formulário de esboço
B.   Nível facial
C.   Alinhamentos da linha média
D.   Facial um terço
E.   Avaliação do terço inferior
1.   Comprimentos Ep superior e inferior
2.   Incisivo para Ep superior relaxado
3.   Fenda interlabial
4.   Posição Ep fechada
5.   Sorriso - nível
П. Vista de perfil
A.   Ângulo do perfil
B.   Ângulo nasolabial
C.   Contorno do sulco maxilar
D.   Contorno do sulco mandibular
E.   Orla orbital
F.   Contorno das maçãs do rosto
G.   N as al b as e-Ep c ontour
H.   Projeção nasal
I.   Comprimento da garganta
J.   Linha subnasal-pogonion

São utilizadas duas vistas do doente para a identificação de problemas em três planos do espaço:

I. Frontal

A. Lábio descontraído

B. Análise funcional

1. Lábio fechado

2. Sorrir

II. Perfil

A. Lábio descontraído

Arnett e Bergman têm criticado o diagnóstico baseado puramente em modelos estáticos e achados cefalométricos:

1. O ponto mais importante na análise correta da estética facial é a utilização de um *formato clínico*. O exame não deve basear-se apenas em radiografias estáticas de laboratório e na representação fotográfica do paciente. As radiografias e fotografias cefalométricas podem posicionar incorretamente a orientação da cabeça do doente, a posição dos côndilos e a postura dos lábios. Isto pode levar a um diagnóstico, planeamento do tratamento e tratamento incorrectos. Estas variáveis podem ser controladas pelo médico durante o exame clínico do doente.

2. O tecido mole que recobre os dentes e o osso pode variar tanto que o padrão dento-esquelético pode ser inadequado na avaliação da desarmonia facial. Quando há um desequilíbrio na espessura do tecido labial, podem ser observadas desarmonias faciais na ausência de desarmonias dento-esqueléticas.

3. Outra fonte de inadequação cefalométrica no diagnóstico facial e no planeamento do tratamento é a base do crânio. Quando a base do crânio é utilizada como linha de referência para medir o perfil facial, podem ser gerados falsos achados.

4. A cefalometria é mais fiável como preditor de alterações tecidulares quando não estão presentes desarmonias esqueléticas. Muitas normas cefalométricas foram baseadas em populações de pacientes que não apresentavam desarmonias esqueléticas. Quando estes "valores normais" de populações normais são aplicados a desarmonias esqueléticas antero-posteriores e verticais, perdem a validade.

5. Os cefalogramas concentram-se principalmente nas dimensões ortodônticas *anterioposteriores* alteráveis da face. Uma análise completa requer a incorporação da avaliação vertical e transversal da mordida e das necessidades faciais.

6. O problema com o diagnóstico cefalométrico e o planeamento do tratamento é que as normas podem não ser exactas devido a diferentes posturas dos tecidos moles. Em alguns estudos, os tecidos moles não estavam numa posição de repouso quando as medições foram efectuadas. Este facto é particularmente perturbador na dimensão vertical.

Infelizmente, o exame clínico da face tem sido subordinado ao exame cefalométrico no planeamento do tratamento.

Ao contrário da cefalometria, a obtenção, medição e comparação das alterações é difícil com o exame facial. Valores normativos estão disponíveis, mas não são utilizados para orientar o diagnóstico e as decisões de movimentação dentária tão claramente quanto os valores cefalométricos. Isso tem levado a uma certa diminuição da importância do exame clínico no planeamento do tratamento ortodôntico.

Vista frontal

- Postura natural da cabeça
- Relação centrada
- A postura de lábios relaxados é utilizada para avaliar com exatidão a vista frontal.

A forma geral do contorno e as assimetrias são registadas.

- A dimensão mais larga do rosto é a largura zigomática. A largura bigonial é aproximadamente 30% menor do que a dimensão bizigomática.

A dimensão bizigomática é frequentemente deficiente (deficiência da maçã do rosto) em combinação com a retrusão maxilar. A dimensão bigonial pode ser deficiente em combinação com a retrusão mandibular.

•   Farkas estabeleceu valores normais para a altura e a largura. A proporção altura/largura é de 1,3:1 para as mulheres e de 1,35:1 para os homens.

Uma alternativa à medição da altura e da largura é descrever artisticamente o rosto. Os rostos são largos ou estreitos, curtos ou compridos, redondos ou ovais, quadrados ou rectangulares.

A desproporção entre a altura e a largura é corrigida de duas formas:

1. A cirurgia maxilar ou mandibular é utilizada simultaneamente para corrigir a mordida e para alongar ou encurtar a altura facial.

2. Aumento ou redução da altura ou largura da face.

Exemplos deste último são o alongamento do queixo para aumentar a altura facial (H para Me'), o aumento das maçãs do rosto para aumentar a largura bizigomática (Zy para Zy), ou o aumento dos ângulos mandibulares para aumentar a dimensão bigónica (Go' para Go').

Os locais mais comuns e menos comuns de assimetria facial são o queixo, os ângulos mandibulares e as maçãs do rosto. A maxila raramente apresenta assimetria esquelética. As assimetrias podem ocorrer com qualquer anomalia de crescimento, mas estão fortemente associadas à hiperplasia condilar unilateral.

A correção das assimetrias é realizada com

(1) Correção do canto ou movimento da linha média da maxila e da mandíbula em simultâneo com a correção oclusal.

(2) Aumento ou redução das superfícies esqueléticas. Exemplos deste último incluem o aumento unilateral da maçã do rosto, do ângulo ou do corpo.

Uma correção de assimetria comum é o deslocamento do queixo para a direita ou para a esquerda para centrar o queixo na linha média facial.

Nível facial

Para examinar os níveis faciais, é necessária uma linha de referência horizontal fiável. Com o doente em postura natural da cabeça, as pupilas são avaliadas quanto ao seu nível em relação ao horizonte. Se as pupilas estiverem niveladas, são utilizadas como linha de referência horizontal e as estruturas adjacentes são medidas em relação a esta linha.

As estruturas comparadas com a linha da pupila são (1) o nível do canino superior, (2) o nível do canino inferior e (3) o nível do queixo e da mandíbula.

Um terço facial

A face divide-se verticalmente em terços, desde a linha do cabelo até à sobrancelha média, da sobrancelha média até ao subnasal e do subnasal até ao mento dos tecidos moles. Os terços situam-se num intervalo de 55 a 65 mm, na vertical.

A linha do cabelo é variável e o terço superior é frequentemente baixo.

•   O aumento da altura do terço inferior é frequentemente encontrado com o excesso vertical da maxila e com as más oclusões de Classe III (a falta de interdigitação abre a altura vertical).

•   A diminuição da altura do terço inferior está associada à deficiência vertical da maxila e à mordida profunda com retrusão mandibular.

LÁBIOS

Comprimento dos lábios superior e inferior

1)   O comprimento normal do subnasal ao lábio superior inferior é de 19 a 22 mm.

Se o lábio superior for anatomicamente curto (*18 mm ou menos*), observa-se um aumento do espaço interlabial e da exposição dos incisivos, com uma altura facial inferior normal. Este facto não deve ser confundido com um excesso maxilar vertical (aumento do espaço interlabial, aumento da exposição dos incisivos superiores, aumento da altura facial do terço inferior).

2) O lábio inferior é medido a partir da *parte superior do lábio inferior* até ao *mento do tecido mole* e mede normalmente entre 38 e 44 mm.

O lábio inferior curto anatómico (achado raro) está por vezes associado à má oclusão de Classe II e é verificado através da medição cefalométrica da altura dentária anterior inferior (ponta do incisivo inferior ao mento do tecido duro; mulheres, 40 mm ± 2 mm, e homens, 44 mm ± 2 mm).

O lábio inferior curto anatómico não deve ser confundido com um lábio inferior curto secundário à postura (interferências dos incisivos superiores), observado em casos de mordida profunda de Classe II com altura dentária anterior normal. O lábio inferior curto anatómico pode ser alongado com uma genioplastia de alongamento.

Um lábio inferior anatomicamente *longo* pode estar associado a más oclusões de Classe III. Este facto deve ser verificado com a medição cefalométrica da altura dentária anterior.

Uma posição de lábio fechado produzirá um lábio inferior longo em combinação com uma altura facial inferior aumentada (excesso maxilar vertical e Classe III) à medida que o lábio se alonga para fechar. O comprimento do lábio fechado é enganador e não deve ser utilizado para o planeamento do tratamento.

O rácio normal entre o lábio superior e o inferior é de 1:2,1

Os lábios proporcionais harmonizam-se independentemente do comprimento; os lábios desproporcionados podem necessitar de uma modificação do comprimento para parecerem equilibrados. As medições dos lábios identificam o comprimento normal ou anormal dos tecidos moles que pode estar relacionado com a normalidade, excesso ou deficiência do comprimento dento-esquelético.

A redundância labial é observada em casos de

* Deficiência maxilar vertical
* Retrusão mandibular com mordida profunda
* Raramente, lábios compridos.

Para avaliar com exatidão o comprimento dos lábios com lábios redundantes, a mordida do paciente deve ser aberta até os lábios se separarem.

Relação entre o dente superior e o lábio

As condições de desarmonia são produzidas por quatro variáveis:

i. Aumento ou diminuição do comprimento anatómico do lábio superior (pouco frequente).

ii. Aumento ou diminuição do comprimento do esqueleto maxilar (frequentemente).

iii. Os lábios superiores grossos expõem menos incisivos do que os lábios superiores finos, mantendo-se todos os outros factores iguais.

iv. O ângulo de visão altera a quantidade de incisivo visível para o observador.

As três variáveis que contribuem para o ângulo de visão são (a) a altura do doente, (b) a altura do observador e (c) a distância da superfície facial do lábio superior ao bordo incisivo (uma maior espessura do lábio revela uma menor exposição relativa dos dentes).

Fenda interlabial

Com os lábios relaxados, está presente um espaço de *1 a 5 mm* entre o lábio superior inferior e o lábio inferior superior. As mulheres apresentam um espaço maior dentro dos limites da normalidade. Esta medida também depende do comprimento dos lábios e da altura vertical do dento-esquelético.

***O aumento do* intervalo interlabial é observado com**

1. Lábio superior curto anatómico.
2. Excesso vertical do maxilar.
3. Protrusão mandibular com mordida aberta secundária a interferências de cúspides.

***A diminuição do* espaço interlabial é observada com**

1. Deficiência maxilar vertical.
2. Lábio superior anatomicamente longo (alteração natural com o envelhecimento, especialmente nos homens).

Posição do sorriso nível dos lábios

Ao examinar a postura do sorriso, são observadas diferentes elevações dos lábios em padrões esqueléticos normais e anormais. A exposição ideal com o sorriso é de três quartos da altura da coroa a 2 mm da gengiva. É mais frequente nas mulheres do que nos homens.

A variabilidade da exposição gengival está relacionada com

(1) Comprimento dos lábios,
(2) Comprimento vertical do maxilar,
(3) Comprimento anatómico da coroa do maxilar, e
(4) Amplitude da elevação dos lábios com o sorriso.

Os factores etiológicos *do excesso de exposição gengival* incluem

1. Lábio superior curto,
2. Excesso vertical do maxilar,
3. Coroa clínica curta,
4. Grande elevação dos lábios com sorriso.

O encurtamento cirúrgico do maxilar só está indicado quando se verifica uma exposição gengival excessiva em combinação com um aumento do espaço interlabial, um aumento da exposição dentária, um aumento da altura da face inferior e/ou tensão mental.

Os factores etiológicos *de uma exposição gengival deficiente* incluem

1. Um lábio superior comprido,
2. Deficiência maxilar vertical e/ou elevação mínima do lábio do sorriso.

A diminuição da exposição dos incisivos é tratada com o alongamento maxilar quando se encontra em combinação com a diminuição da redundância interlabial entre o lábio leporino e o lábio superior, com um terço inferior da altura da face e um comprimento normal do lábio superior

Ver perfil

A postura natural da cabeça, a relação cêntrica e os lábios relaxados são utilizados para avaliar com precisão o perfil.

i) *Contorno do sulco maxilar:*

Normalmente, este sulco é suavemente curvo e fornece informações sobre a tensão do lábio superior. Com a tensão do lábio, o contorno do sulco torna-se mais plano. Os lábios flácidos formam uma curva acentuada com a área do vermelhão do lábio a mostrar uma acentuação da curva.

O lábio flácido é geralmente espesso (12 a 20 mm do vermelhão anterior ao incisivo labial), dando ao lábio a aparência de estar demasiado avançado em relação aos dentes.

ii) Ângulo nasolabial:

Este ângulo é formado pela intersecção da parte anterior do lábio superior e da columela na parte subnasal. Todos os procedimentos devem colocar este ângulo no intervalo cosmeticamente desejável de 85° a 105°. As pacientes do sexo feminino serão normalmente mais obtusas dentro deste intervalo.

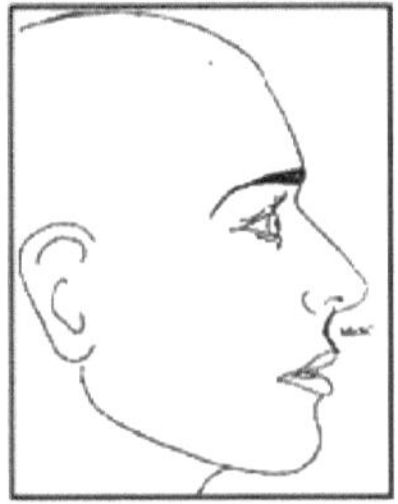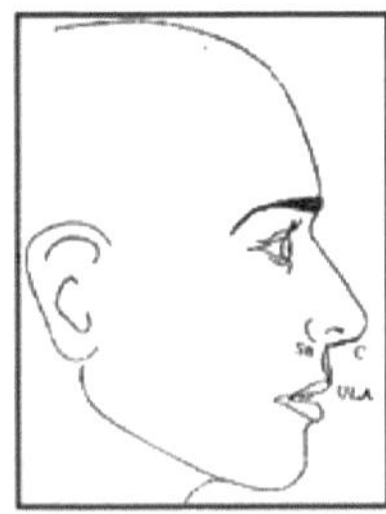

Os factores a considerar no planeamento do tratamento para alcançar corretamente este ângulo são os seguintes

1. Ângulo existente.
2. Inclinação versus movimento corporal dos dentes superiores (ortodôntico e cirúrgico) e efeito previsto na posição labial existente.
3. Estimativa da tensão labial presente. Os lábios tensos podem mover-se mais posteriormente com o movimento dos dentes e do osso basal e menos anteriormente. Os lábios flácidos podem mover-se menos com o movimento posterior do dente e do osso basal e menos com a retração anterior.
4. Espessura anteroposterior dos lábios. Os lábios finos (6 a 10 mm) podem mover-se mais com o movimento de retração dentária do que os lábios grossos (12 a 20 mm).
5. A magnitude da retrusão mandibular (overjet). Quanto maior for a distância do overjet, mais retração dos incisivos superiores será necessária, abrindo assim o ângulo nasolabial.
6. Os seguintes factores afectam o movimento antero-posterior dos dentes incisivos após as extracções: Quantidade de apinhamento anterior, espaços, proporção de massa dentária (superior versus inferior), rotações posteriores, curva de Spee (superior versus inferior) e ancoragem (aparelho extrabucal, elásticos de Classe II).
7. Extração versus não extração.
8. Padrão de extração (primeiros pré-molares versus segundos pré-molares).

Se o ângulo nasolabial for aberto (aproximadamente 105°), a retração dos dentes anteriores, ortodôntica e cirurgicamente, deve ser evitada no planeamento do tratamento. Da mesma forma, um nariz comprido tornar-se-á negativamente proeminente com a retração dos lábios.

iii) Ângulo do perfil:
Este ângulo é formado pela ligação dos tecidos moles *da glabela, do subnasal* e do *pogónio.*

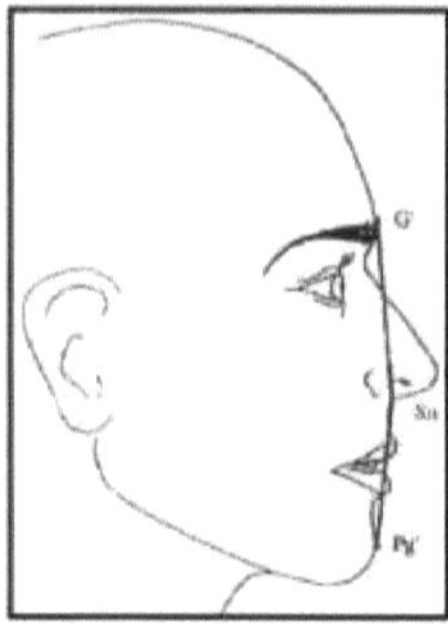

A harmonia geral da testa, da face média e da face inferior é avaliada com este ângulo. As discrepâncias antero-posteriores do osso basal maxilar e mandibular são facilmente visualizadas.

A oclusão **de classe I** apresenta um ângulo facial total de 165° a 175°

Os ângulos **de classe II** são inferiores a 165°

A classe III é superior a 175°.

Quando os valores são inferiores a 165° ou superiores a 175°, a causa provável são as más oclusões esqueléticas que necessitam de cirurgia. Os ângulos no extremo do normal (superiores a 175° ou inferiores a 165°) são normalmente causados por desarmonia esquelética. As diferenças de espessura dos tecidos moles não são capazes de causar estas alterações angulares extremas.

iv) Contorno do sulco mandibular

Este contorno é uma curva suave e pode indicar tensão labial. Quando profundamente curvado, o lábio inferior tem um carácter flácido (Classe II, deficiência maxilar vertical).

A curva profunda é geralmente secundária ao impacto do incisivo maxilar no caso de mordida profunda Classe II e deficiência maxilar vertical. Quando achatado, o lábio inferior demonstra tensão dos tecidos (Classe III).

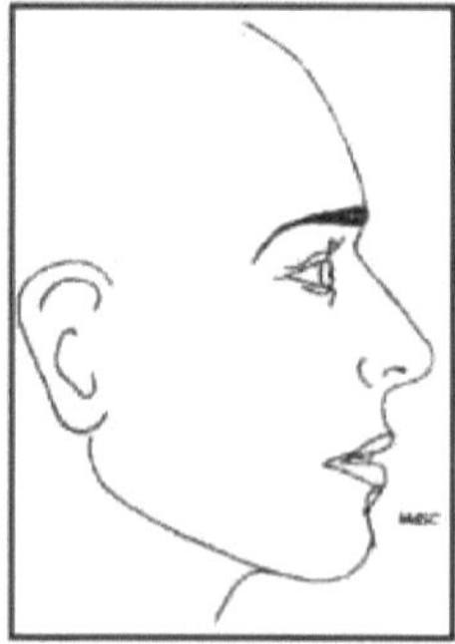

v) Projeção nasal

A projeção nasal (PN), medida horizontalmente da subnasal à ponta nasal, é normalmente de 16 a 20 mm. A projeção nasal é um indicador da posição anteroposterior da maxila.

Este comprimento torna-se particularmente importante quando se contempla o movimento anterior da maxila. A diminuição da projeção nasal contra-indica o avanço da maxila. Com uma má oclusão de Classe III, nariz curto, e todos os outros fatores iguais, o recuo mandibular é indicado.

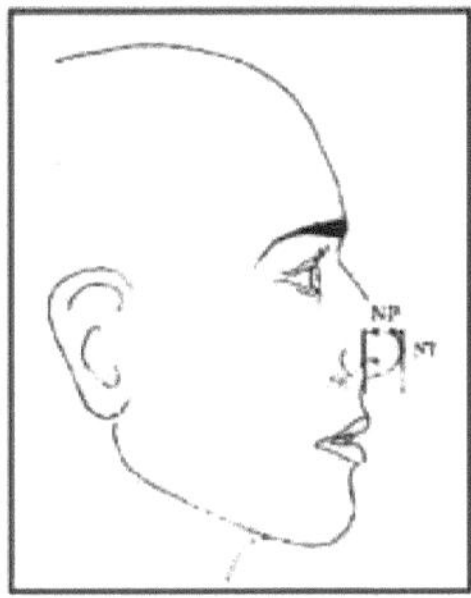

vi) Comprimento e contorno da garganta

A distância da *junção pescoço-garganta* até ao *mento* do tecido mole é anotada. Não é necessária qualquer medição milimétrica, mas um recuo mandibular planeado irá alterar este comprimento. O resultado estético previsto deve produzir um comprimento de aparência normal sem flacidez.

Um doente com um comprimento de garganta curto e descaído não é um bom candidato a um recuo mandibular. Um comprimento de garganta longo e reto é passível de recuo mandibular. Muitas vezes, é necessário um recuo mandibular com o aumento do queixo para equilibrar os lábios com o queixo e manter o comprimento da garganta.

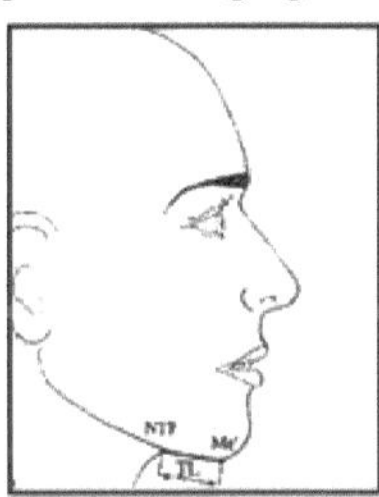

7) ANÁLISE CEFALOMÉTRICA DE BIMLER (1985) [26]

Não compara o paciente com normas estatísticas, mas estuda as relações dos componentes morfológicos e funcionais individuais. Todo o complexo das relações dento-faciais é dividido em diferentes regiões e factores. Bimler introduziu um *Índice Facial Suborbital Lateral* que relaciona a altura facial suborbital com a profundidade facial.

- *A altura facial suborbital* (1 na fig.) é a distância entre a horizontal de Frankfort e o mento.

- *A profundidade facial* (2 na fig.) é a distância entre a vertical anterior através do ponto A e a vertical posterior através do ponto C (*centro da cabeça do côndilo*).

O índice pode ser estabelecido medindo a altura facial suborbital com um paquímetro e transferindo a medida para a horizontal de Frankfort.

i. Se a intersecção estiver à frente da vertical C, a face é *dolicoprosópica (profunda)*.

ii. Se a intersecção estiver atrás do clivus, a face é *leptoprosópica* (longa).

iii. Se a intersecção for entre o ponto C e o clivus, a face é *mesoprosópica* (média).

Ângulos faciais

1. O *ângulo do perfil anterior* foi uma das primeiras medidas do crânio estabelecidas em

antropologia. É definido como ângulo NAB e medido como o seu ângulo suplementar a 180°. Medido na fotografia de perfil do doente.

Convexo - na maioria dos casos normais e perfis de classe II,

Côncavo - nos casos da classe III.

2.	Uma contrapartida cefalométrica do ângulo de perfil anterior fotográfico é o *ângulo de perfil posterior*. (3 na fig.) Este ângulo é formado pelas tangentes ao clivus e ao bordo inferior da mandíbula e é também designado por *ângulo básico da face*.

Corresponde ao índice facial, na medida em que quanto mais profundo for o rosto, mais agudo é o ângulo, e quanto mais comprido for o rosto, mais obtuso é o ângulo.

Como as faces desarmoniosas devem ser consideradas na ortodontia clínica, a divisão do ângulo básico em componentes superior e inferior tem sido mais indicativa de desarmonia facial do que o ângulo básico total.

3.	*O ângulo de base superior*, formado por uma tangente ao clivus e ao plano palatino, é designado por *ângulo clivomaxilar (C)* (4 na fig.).

1.	Uma medida de 50-60° indica uma variação dolicoprosópica ou profunda

2.	60-70° indica uma variação mesoprosópica ou média (M);

3.	70-80° indica uma variação leptoprosópica ou longa (L).

4.	*O ângulo básico inferior* entre os planos palatino e mandibular é designado por ângulo maxilomandibular (B). (5 na fig.)

1)	Uma medição de 0-15° é dolicoprosópica (D);

2)	15-30°, mesoprosópico (M)

3)	30-45°, leptoproscópico (L).

O ângulo do perfil anterior, os ângulos básicos superior e inferior e o Índice Facial Suborbital são combinados para produzir uma fórmula facial.

5.	*Ângulo do perfil superior*. (6 na fig.)

Este ângulo é a inclinação de uma reta que une o ponto A (Down's) e nasce na vertical passando pelo ponto A.

a)	Se A estiver à frente de N, o caso é prognático e o ângulo é positivo.

b)	Se N estiver à frente de A, o caso é retrognático e o ângulo é negativo.

c)	Alguns casos serão ortognáticos, com o násio e a ponta A na vertical.

6.	*Ângulo do perfil inferior* (7 na fig.)

O perfil inferior depende da relação entre a mandíbula e a maxila. Tem sido frequentemente discutido se o pogónio ou o ponto B (de Down) representam melhor o maxilar inferior, mas como temos de considerar a arcada dentária e o osso basal, a escolha é o ponto B. O ângulo do perfil inferior é a inclinação de uma linha que liga os pontos A e B à vertical A.

a)	Se B estiver na vertical, a face é ortognática.

b)	Se B estiver à frente de A, a face é prognata e o ângulo é negativo.

c)	Se A estiver à frente de B, a face será retrognata.

Uma medida de até *+10°* indica uma face bastante reta, e um valor de até *+15°* é aceitável. Qualquer valor acima deste indica uma face angulada que não é expetável que se endireite muito durante o tratamento.

MEDIÇÕES PARA A ANÁLISE DA BIMLER

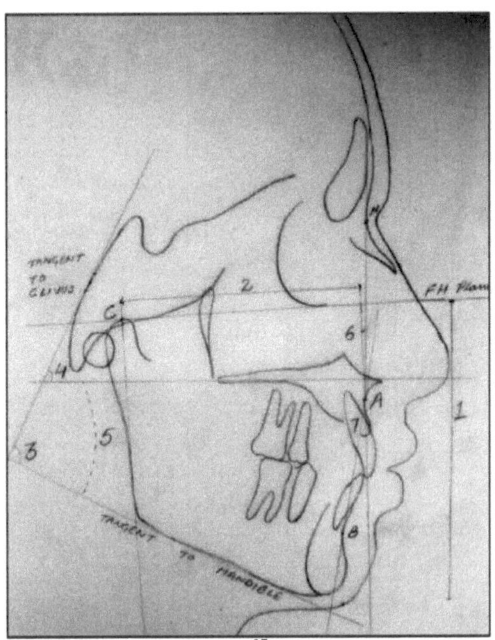

8) DREYFUS S. (1922) E IZARD G. (1927)[97]

Tanto *Dreyfus (1922)* como *Izard (1927)* introduziram um plano anterior vertical em conjunto com a análise de Simon.

Método

Podem ser utilizadas *fotografias* e *radiografias laterais*. Os planos FHP e Orbital foram desenhados segundo o método de Simon. Foi traçada uma perpendicular ao FHP a partir do násio do tecido mole (Dreyfus) e da glabela do tecido mole (Izard).

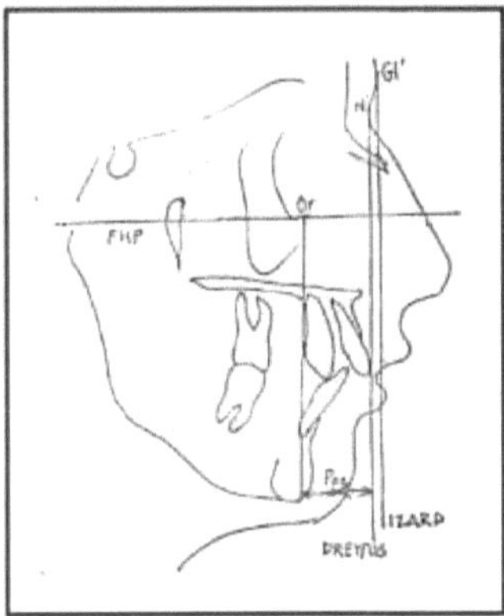

Normas de medição

Em casos normais, o pogónio de tecido mole foi projetado para se situar aproximadamente à mesma distância do plano orbital e dos planos de construção acima mencionados. O plano perpendicular anterior intersectava o lábio superior e mostrava-se tangente ao lábio inferior.

A progenia (protrusão mandibular) foi definida quando o queixo era tangente ou à frente da perpendicular ao násio.

O prognatismo (protrusão maxilar) foi definido quando o lábio superior estava à frente da perpendicular construída

Os pontos de referência dos tecidos moles estavam sujeitos a demasiados erros, com a contração e o relaxamento dos lábios a alterarem acentuadamente o diagnóstico.

Para variação do comprimento do nariz, duas linhas perpendiculares foram lançadas no plano palatino a partir do subnasal e da ponta do nariz.

Linha do lábio (incisão-estoma) numa amostra de adolescentes normais

Média (mm)	S.D (mm)	Alcance (mm)
2.3	1.9	0,3 a 9,0

Comprimento do nariz numa amostra de adolescentes normais

Média (mm)	S.D. (mm)	Alcance (mm)
15.5	2.8	12,0 a 20,0

Protrusão labial numa amostra normal de adolescentes

Dimensões	Média	S.D.	Gama
Lábio superior para Sn-Pg	3,5 mm	1.4	1,0 a 6,0 mm
Lábio inferior para Sn-Pg	2,2 mm	1.6	-0,5 a 6,0 mm
Inclinação do lábio superior em relação ao plano palatino	97,5 graus.	9.3	87,5 graus a 113,6 graus
Ângulo nasolabial	73,8 graus.	8.0	60,0 graus a 90,0 graus

Para avaliar a protrusão ou a retrusão do lábio superior, podem ser utilizados planos de referência diferentes do subnasal-pogónio. Por exemplo, pode ser utilizada uma leitura angular para medir a protrusão do lábio superior (inclinação do lábio superior).

- **A inclinação do lábio superior** é medida pela intersecção da linha subnasal-labrale superius com o plano palatino. Normalmente, o lábio é ligeiramente alargado, formando um ângulo de *97,5 graus* com o plano palatino.

- **O ângulo nasolabial** é formado pela intersecção de uma linha que se origina na tangente subnasal à média do bordo inferior do nariz e uma linha que vai de sunbnasale a labrale-superius.

Um ângulo nasolabial típico é de aproximadamente 74 graus. Clinicamente, o ângulo nasolabial pode ser significativo, uma vez que o leigo é suscetível de avaliar a protrusão do lábio superior em relação ao nariz.

9) ANÁLISE DE PERFIL (Worms et al, 1976.)[98]

Worms et al (1976) propuseram um método para a cirurgia mandibular. Este foi um composto de várias análises e estudos até então. A análise consiste nas seguintes medições:

I) Ângulo do contorno facial:

É representado pelo ângulo glabelar - subnasal - pogónio.

Normal: -11 graus + 4 graus (como sugerido por Burstone)

Importância:

- O valor " _+" é sugestivo de uma relação dentária e esquelética de classe III,

- _- O valor_ é sugestivo de uma relação dentária e esquelética de classe II.

O ângulo do contorno facial permite um planeamento preciso do tratamento na direção anteroposterior da face. Ao analisar corretamente o contorno facial durante o planeamento do tratamento, é possível obter a alteração facial mais favorável.

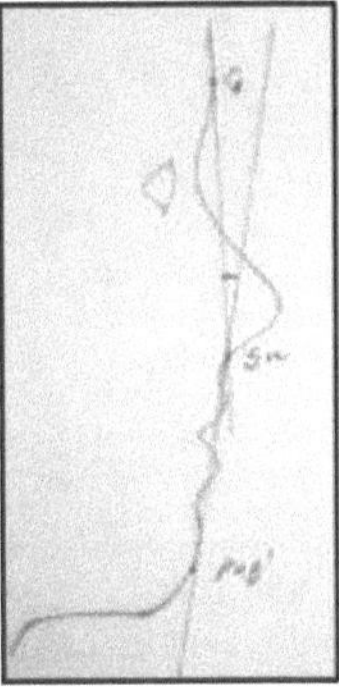

II) Comprimento da garganta:

É medido a partir do mento do tecido mole até ao ponto de intersecção das linhas tangentes ao pescoço e à garganta. Normal: 57 mm

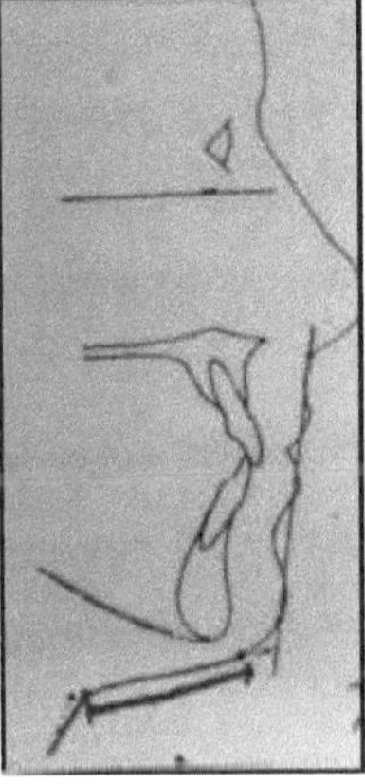

III) Ângulo lábio-queixo-garganta:

É o ângulo formado pela linha traçada do labrale inferius ao pogonion do tecido mole e tangente à garganta. Normal: 110,8 graus.

Importância:

O comprimento da garganta e o ângulo lábio-queixo-garganta são valiosos para verificar a relação mandibular e maxilar. Um comprimento de garganta mais curto e um ângulo lábio-queixo-garganta maior devem alertar o clínico para não utilizar procedimentos cirúrgicos que reduzam a proeminência do pogónio.

Os pacientes com prognatismo mandibular, que têm dentições de classe III, garganta curta e pesada e ângulo lábio-queixo - garganta maior do que o normal, não devem normalmente ter recuos mandibulares. Tais procedimentos resultarão num perfil retrognático. Nesses casos, podem ser planeadas outras alternativas cirúrgicas, como osteotomias subapicais mandibulares ou avanços maxilares.

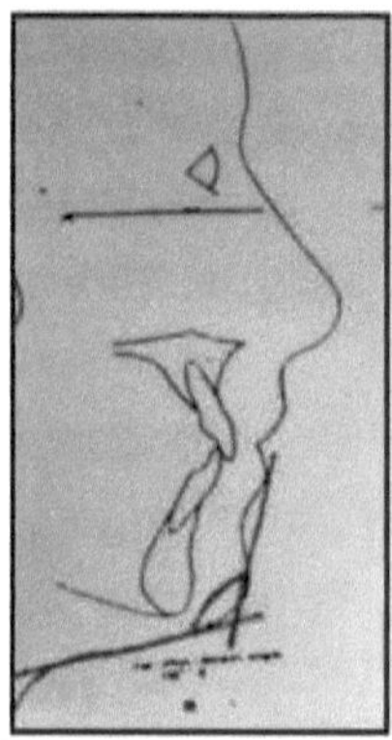

IV) Proporções verticais dos tecidos moles:

A altura facial total entre o olho e o mento dos tecidos moles pode ser dividida em quintos.
-   A altura facial superior (olho - subnasal) é de $2/5^{th}$
-   O comprimento do lábio superior (subnasal - estomago) é de $1/5^{th}$
-   O comprimento do lábio inferior (estomago - mento) é de $2/5^{th}$

Outra proporcionalidade útil para avaliar a altura facial inferior (subnasal - mento) é que o comprimento do lábio superior é metade do comprimento do lábio inferior.

Importância:

1.   Podem ser avaliadas as dimensões verticais do rosto e a qualidade da harmonia vertical dos tecidos moles.

2.   Ao mesmo tempo, os desvios de direção e quantidade podem ser rapidamente localizados e, consequentemente, os procedimentos ortodônticos e cirúrgicos podem ser concebidos para se concentrarem nos desvios localizados.

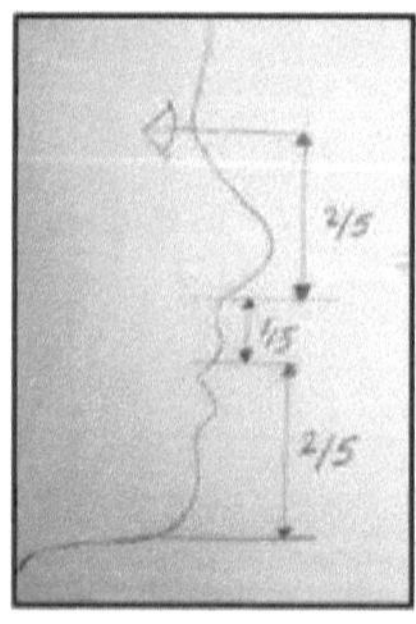

V) Protrusão labial:

Ambos os lábios superior e inferior devem sobressair para além do plano facial inferior ou da linha -Bl
(Subnasal a mentoniano de tecidos moles).

De acordo com Burstone & Cutcliffe

Normal: Lábio superior: +3,5 mm

Lábio inferior: +2,2 mm

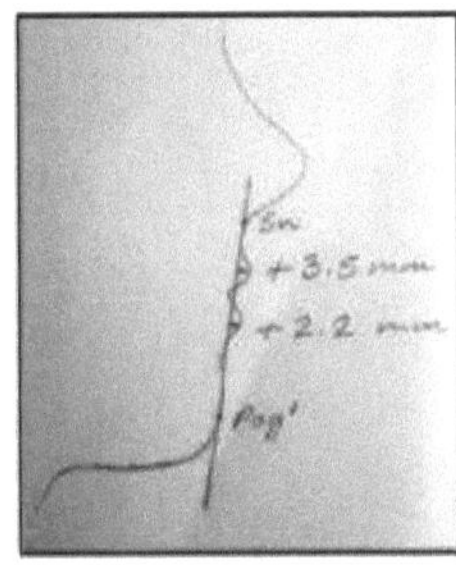

10) TOMAC - Análise dos tecidos moles (2001) [29]

O TOMAC (acrónimo do nome do autor - *Tony G.M.*) é um sistema de planeamento e previsão do tratamento cirúrgico-ortodôntico concebido para identificar o melhor perfil possível dos tecidos moles, testando os efeitos de várias opções ortodônticas e cirúrgicas.

A chave do TOMAC é uma análise minuciosa e fácil de utilizar do perfil total dos tecidos moles, desde a testa até à garganta, como indicado abaixo.

Medições angulares:

1) Ângulo do contorno facial: Este ângulo é formado pelas tangentes à glabela e ao pogónio dos tecidos moles, que se intersectam no subnasal. A linha que vai da glabela ao subnasal é designada por plano superior do contorno facial e a linha que vai do subnasal ao pogónio é designada por plano inferior do contorno facial.

Normal: Homem: -10 graus a -14 graus.

Feminino: -14 graus a -16 graus.

Importância:

Descreve a discrepância anterioposterior de toda a face. A glabela é um ponto estável e consistente, num contorno cuja forma pode variar de um indivíduo para outro e parece ser alterada apenas no tratamento de deformidades craniofaciais. Por outro lado, as posições espaciais do subnasal e do pogónio podem ser alteradas pela cirurgia ortognática.

2) Ângulo nasolabial:

O ângulo nasolabial é formado pela intersecção de uma linha com origem no subnasal e tangente ao bordo inferior do nariz com uma linha que vai do labrale superius ao subnasal.

Normal: Feminino: 110 graus a 120

Homem: 100 graus a 110 graus.

Importância: Indica a protrusão do lábio superior em relação ao nariz, mas também pode ser um reflexo da ponta do nariz para cima e para baixo. A ponta do nariz é mais elevada nas mulheres do que nos homens, criando um ângulo mais obtuso.

3) Ângulo nasofacial:

Descreve a protrusão e a inclinação do nariz relativamente ao perfil facial total. Um queixo retrognata produzirá um ângulo grande, o que, por sua vez, enfatizará o tamanho do nariz. O ângulo agudo indica que a inclinação do nariz é acentuada, que a maxila é recessiva ou que a mandíbula é prognática.

4) Ângulo lábio inferior - queixo - garganta:

Ângulo formado por uma linha traçada a partir do labrale inferius e tangente ao pogonion, intersectando uma linha tangente à garganta que passa pelo ponto e pelo menton do tecido mole.

Normal: 110+_8 graus.

Importância: Ajuda a determinar a posição do lábio inferior em relação ao queixo.

Mandíbulas prognáticas: ângulo agudo

Mandíbulas retrognatas: ângulo mais obtuso.

Medições lineares:

i)   Protrusão labial:

Medida a partir da linha _B' (linha de Burstone) traçada do subnasal ao pogónio ou do plano inferior do contorno facial perpendicularmente ao labrale superius e labrale inferius.

Normal:

Protrusão do lábio superior: 3,5 mm +_ 1,4 mm.

Protrusão do lábio inferior: 2,2 mm +_ 1,6 mm

A protrusão do lábio *superior* é uma excelente medida de protrusão ou retrusão quando utilizada em conjunto com o ângulo nasolabial, enquanto a protrusão do lábio *inferior* deve ser utilizada em relação ao ângulo lábio inferior - queixo - garganta.

Na posição dos lábios, devem ser feitas todas as tentativas para obter a protrusão labial ideal ou, pelo menos, igual. Os lábios perdem o equilíbrio se um sobressair ou recuar mais de 1,6 mm em relação ao outro.

ii)   Comprimento do queixo:

Medido a partir da mentoneira de tecido mole construída até à intersecção das tangentes ao queixo e à garganta.

Normal: Homens: 40 - 45mm

Fêmeas: 38 - 42 mm

Estes valores constituem um guia razoável para o planeamento do tratamento. A osteotomia de redução mandibular num doente de classe III com queixo curto antes da cirurgia pode produzir um perfil inestético no pós-operatório - o queixo torna-se ainda mais curto com um rolo de tecido mole por baixo do queixo e uma junção pescoço-queixo mal definida.

iii) Altura do rosto:

Compreende a altura superior da face, medida a partir do ponto ocular (E) [que corta a distância entre o supraorbital e o infraorbital] até ao subnasal, constituindo dois quintos da altura da face.

A altura facial média (MFH) ou o comprimento do lábio superior (ULL) é medido do subnasal ao estomago, contribuindo com um quinto.

Normal para ULL - Fêmeas: 20mm

Machos: 24 mm

A altura facial inferior (LFH) ou o comprimento do lábio inferior (LLL), do estomago ao mento construído, constitui os dois últimos quintos.

Importância: Esta é uma excelente análise proporcional da altura facial, mas deve ser usada em combinação com as medições do espaço interlabial e da exposição maxilar.

iv) Fenda interlabial

O espaço interlabial é o espaço entre o lábio superior e inferior quando estes estão relaxados e os dentes em oclusão cêntrica.

Normal: 1,8 mm +_ 1,2 mm

Importância: Quando a medida excede os 3 mm, indica uma altura facial inferior excessiva, lábios curtos, etc. e vice-versa.

v) Exposição do incisivo maxilar:

O incisivo maxilar deve ser exposto abaixo do lábio superior relaxado em 1 a 2 mm nos homens e 3 a 5 mm nas mulheres.

Importância: Esta é uma medida crítica na qual se baseia grande parte do planeamento vertical para o tratamento cirúrgico-ortodôntico - altura ou lábio superior curto e vice-versa.

vi) <u>Cone labial:</u>

A espessura do lábio superior é medida em ambas as posturas, relaxada e com os lábios juntos. A medição é efectuada a partir do ponto de espessura máxima do lábio superior, imediatamente abaixo do subnasal, até ao osso subjacente, visualmente cerca de 3 mm abaixo de um ponto. Esta medida é comparada com a medida efectuada a partir das coroas dos incisivos até ao bordo do vermelhão.

Normal: Medida superior: 14mm

Medida inferior: 15 mm

11) A ANÁLISE FRONTO-FACIAL DO MUZJ (1971) [9,9100]

Conceito fronto-facial

A análise em ortodontia, como em todas as disciplinas médicas, é regida por duas proposições principais:

1. As caraterísticas físicas podem ser variáveis e normais.
2. A saúde geral desempenha um papel importante na etiologia das malformações.

• A influência da saúde geral na etiologia das malformações sugere a existência de uma relação entre o aparelho orofacial e o resto do corpo e entre as tendências e manifestações patológicas.

• No método fronto-facial, o carácter normal não é definido pela média estatística. É visto numa relação de igualdade entre os semiangulos superior e inferior do ângulo fronto-facial. Isto significa que existem tantas relações normais como variações nas aberturas angulares dos vários tipos de perfis.

• Se as caraterísticas são variáveis e normais, então o carácter médio estatístico não é o único normal. Pelo contrário, existem muitos tipos normais que podem ser reconhecidos. No rosto, estes tipos normais podem ser reconhecidos porque exibem um equilíbrio e harmonia dos órgãos faciais.

Este equilíbrio pode ser reconhecido com o *ângulo fronto-facial de Muzj.*

O ângulo fronto-facial é um método lógico de medição com um importante significado ortodôntico:

• A consideração de uma única caraterística anatómica como o normal foi eliminada, assim como a pretensão absurda de tratar todos os nossos doentes com um tipo único de rosto.

• Muitos caracteres são considerados normais e existem muitos tipos de rostos. Cada tipo tem uma condição de normalidade correspondente e uma possibilidade de correção correspondente.

• Substitui os pontos, ângulos e planos cranianos habitualmente utilizados.

• Existe uma ligação entre o aparelho orofacial e o resto do corpo.

• Com a análise fronto-facial, podemos obter uma imagem mais clara da etiopatologia e da direção que a terapia corretiva deve tomar.

• *Muzj* descobriu que, ao incluir a testa como parte do perfil facial, podia ser feita uma correlação que mostrava o estado de proporção da cabeça. Com a testa como parte do rosto, é possível traçar o *ângulo fronto-facial.*

O ângulo é formado pela união dos pontos mais altos e mais baixos da face com um ponto médio da face. Deve-se construir *o* ângulo fronto-facial *de Muzj* e examinar a relação dos componentes do perfil. Se a parte superior do FFA tiver um grau de inclinação quase idêntico ao da parte inferior, existe uma relação mútua e, independentemente de outros desvios, o ponto gnático está normalmente localizado. Por outras palavras, a posição da mandíbula não é retruída, mas faz parte de um perfil de tipo angular normalmente encontrado.

Se, por outro lado, o lado inferior do ângulo não for inclinado como o lado superior, o perfil não é normal, os componentes não se correlacionam, a mandíbula é retruída.

Pode demonstrar-se que o ângulo fronto-facial *de Muzj* está em conformidade com a lei biométrica. Se se medirem os perfis fronto-faciais de um grupo de indivíduos e se construir um poligrama de frequência sobre os dados, os ângulos de perfil distribuir-se-ão ao longo de uma curva em forma de sino. A média, a moda e a mediana situar-se-ão no ponto de maior frequência.

Além disso, observa-se que a distribuição está correlacionada com o comportamento dos outros órgãos do corpo.

Desenhar o ângulo fronto-facial

Traçar uma linha ao longo do plano palatino (definido na área da cúpula palatina) estendendo-a tão anteriormente quanto a espinha nasal anterior (ANS). O ponto de cruzamento de uma linha perpendicular da ENA com o plano palatino é a ENA de referência. A partir desse ponto, traça-se uma linha que o une ao ponto frontal (Fr), o ponto mais alto e mais anterior da testa. Este ponto forma o semi-ângulo superior. Mede-se o ângulo formado por estas duas linhas.

Um segundo ângulo, idêntico ao primeiro, é traçado inferiormente ao primeiro. Isto produz dois semi-ângulos iguais de cada lado do plano palatino. O plano palatino é a bissetriz dos dois semângulos.

Do mesmo modo, para os tecidos moles, são traçadas linhas no perfil dos tecidos moles (fig.1), substituindo a base do nariz (a prega entre o nariz e o lábio superior) pelo ponto ANS, ou seja, *Sn*, e utilizando um ponto frontal dos tecidos moles. Uma linha da base do nariz paralela ao plano palatino é a bissetriz dos dois semiangles de tecido mole.

Depois de desenhados os dois semiangles que compõem o FFA de Muzj, podemos examinar a localização dos pontos de referência para determinar se estão em posições normais. A análise pode mostrar muitos tipos de desvios possíveis. Estes incluem:

1) O gnátio pode ser posterior à linha de referência inferior e não na sua vizinhança. Se assim for, é anormalmente retruído.

2) O ponto de Gnathion pode ser anterior à linha de referência normal. Se assim for, está anormalmente saliente.

3) Se a linha de referência cruzar a coroa do incisivo central superior mais posteriormente do que no terço médio, o dente está anormalmente protruído. Quanto mais posterior for o cruzamento, mais saliente é a posição do incisivo.

4) Se o incisivo maxilar for cortado mais incisivamente do que o seu terço médio-coronal, o dente está anormalmente retruído.

5) Se a coroa do incisivo central inferior não for cruzada no seu terço incisal coronal, mas posterior a ele, está anormalmente saliente.

6) Se a linha de referência inferior do FFA de Muzj passar anteriormente ao incisivo inferior, esse dente está anormalmente retruído.

7) A linha de referência inferior pode passar pela área dento-alveolar quase ao nível dos caninos. No perfil facial, existe uma protrusão de todo o segmento labio-dentário. Trata-se de uma protrusão bimaxilar (pseudo-prognatismo negroide)

8) Um ou mais destes desvios podem estar presentes, resultando em complexos clínicos bem definidos.

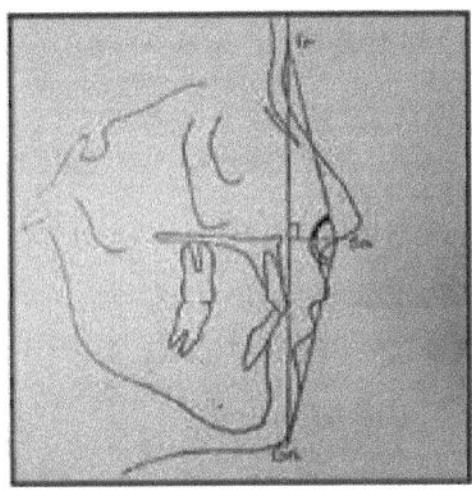

Fig.1: A linha inferior de Sn corta o lábio superior e é tangente ao lábio inferior e ao pogónio.

12) BOWKER WD e MEREDITH HV (1959) [101]

Esta análise métrica do perfil facial proposta por Bowker e Meredith (1959) dizia respeito ao perfil tegumentar do rosto na infância. Foi desenvolvida com o objetivo de:

1) Conceber um método métrico para descrever o perfil tegumentar do rosto,
2) Investigar a idade, o sexo e as diferenças individuais nos perfis tegumentares do rosto,
3) Estudar as associações entre os componentes do perfil tegumentar.

Trata-se de um método quantitativo de representação do perfil facial e foi utilizado para investigar a variação do perfil em 12 medidas separadas, sendo efectuada uma análise do tamanho facial aos 5 anos de idade, da variação entre os 5 e os 14 anos e do tamanho aos 14 anos. Foram estudadas as associações entre os aspectos do perfil tegumentar e ilustradas as diferenças individuais no perfil facial.

Método:

As radiografias laterais normais tiradas no padrão de Burstone, com os dentes em oclusão e os lábios em contacto ou quase, foram retiradas dos ficheiros do estudo de crescimento facial da Universidade de Iowa, EUA. Foram selecionadas radiografias com idades entre os 5 e os 14 anos, mostrando uma boa definição dos tecidos moles. Os marcos ósseos selecionados foram o nasion (N), o pogonion (Pg) e o tuberculum.

Medidas

Foi traçada uma linha de N a Pg e, com uma régua que se deslocava a 900 em relação a esta linha de referência, foram marcados 5 pares de pontos com uma sonda de agulha fina, estando o ponto posterior de cada par sobre a linha N-Pg e o anterior sobre o perfil tegumentar. Os níveis para a colocação destes pontos (fig.1) foram encontrados por localização:

1) A distância mínima entre N-Pg e a concavidade do tegumento na raiz do nariz.
2) A distância de N-Pg à ponta do nariz
3) A distância mínima entre N-Pg e a concavidade do lábio superior
4) A distância mínima entre N-Pg e os sulcos labiomentais.
5) A distância de N-Pg ao ponto mais avançado da convexidade do queixo tegumentar.

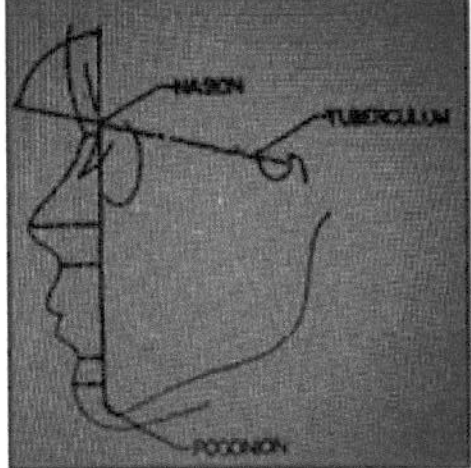

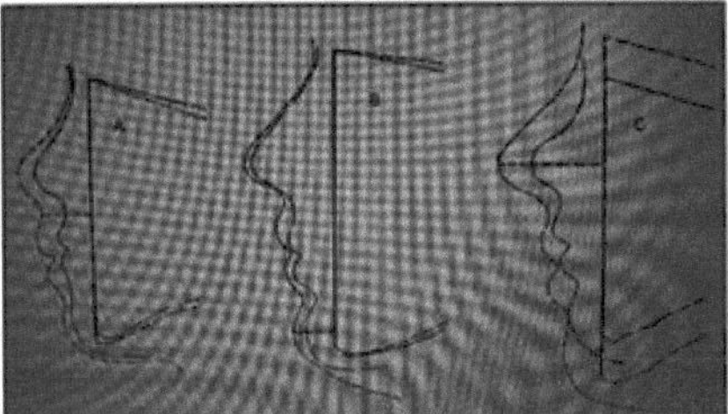

Fig. 1 Variações do perfil individual

81

Os pontos de referência foram então utilizados para obter 2 séries de medições de linhas. A primeira série representava as distâncias ântero-posteriores entre cada par de pontos e a segunda série representava as distâncias ao longo da linha N-Pg para seis distâncias para os 5 níveis diferentes entre N e Pg.

Uma linha de base craniana através do násio e do tubérculo formou um ângulo agudo com a linha N-Pg. Este ângulo também foi medido. Este ângulo também foi medido, e todas as medidas angulares e de revestimento são apresentadas na tabela.

Discussão

Para distâncias anteroposteriores

1) As distâncias médias perpendiculares a N-Pg foram mais curtas em:

a. A raiz do nariz que no sulco labiomental

b. O ponto mais anterior da convexidade do queixo do que no ponto mais profundo da concavidade do lábio superior.

2) Todas as diferenças intersexuais entre as médias das medidas foram < 1 mm aos 5 anos de idade (sem significância estatística) e < 1,5 mm aos 14 anos (sendo que apenas a distância do N-Pg à raiz do nariz foi estatisticamente significativa).

3) As únicas dimensões para as quais a magnitude do aumento entre os 5 e os 14 anos se revelou significativa foram ao nível da concavidade do lábio superior (2,3 mm) e ao nível da ponta do nariz (7,3 mm).

4) Não houve associação entre o tamanho aos 5 anos de idade e a mudança que se seguiu nos nove anos seguintes.

5) Verificou-se que a alteração global num nível não estava muito relacionada com a dos outros níveis.

Para distâncias medidas ao longo da linha N-Pg

1) A distância média do N-Pg ao nível da raiz do nariz foi maior nas crianças do que nos adolescentes.

2) Verificou-se que existe um aumento vertical muito maior na região nasal do perfil tegumentar do que na região labial.

3) A distância média do N-Pg ao queixo foi maior nos rapazes do que nas raparigas. Também foi encontrada significância estatística para as diferenças intersexuais das medidas do sulco labiomental ao ponto mais anterior do queixo aos 5 anos de idade e para a distância da ponta do nariz à raiz do nariz aos 14 anos de idade.

4) Verificou-se que existe um aumento vertical relativo na parte do perfil situada acima do nível da concavidade mais profunda do lábio superior.

Para medições angulares do ângulo pogónio-násio-tubérculo

1) Este ângulo não varia sensivelmente entre os 5 e os 14 anos (aumenta em média 3 a 60 vezes).

2) As raparigas apresentam um ângulo mais pequeno do que os rapazes. 13) ANÁLISE DA LEI DE RICKETTS DAS RELAÇÕES LABIAIS (1968) [102-105]

O trabalho de *Ricketts (1965, 1968)* sobre estética, ambiente e a lei da relação labial não foi uma análise dos tecidos moles faciais em si, mas foi um método popular para organizar, clarificar e classificar as condições labiais para valor analítico. Foram descritas dez condições da boca e dos lábios, em oposição a quatro tipos de problemas da língua.

Plano estético (plano E)

Trata-se de uma linha traçada do nariz ao queixo, simplesmente para ajudar na descrição das relações da boca com as estruturas adjacentes.

O lábio inferior foi localizado numa média de 4 mm (±) DP 3 mm posterior ao plano E em adultos e 2 mm (±) DP 3 mm atrás do plano E em crianças de 12-14 anos de idade.

Isto resultou num trabalho ortodôntico de -5 mm a +1 mm em crianças.

Planos dos alunos

Para conceber um meio de estabelecer a proporcionalidade no que diz respeito à importante variável frontal - a largura da boca -, foram lançadas linhas de referência perpendiculares através das pupilas dos olhos até uma linha através dos cantos interno e externo dos olhos. A largura da boca foi medida como a distância interangular a partir de fotografias corrigidas para um tamanho real, numa escala de 5, com uma pontuação de 1 para as bocas mais estreitas, 3 para as bocas típicas e 5 para as bocas mais largas.

Plano da bochecha (plano C)

Para avaliar o equilíbrio da boca de forma mais completa, foi traçada uma linha no cefalograma lateral desde a proeminência da bochecha até ao queixo.

Lei da relação labial

Na pessoa branca normal, na maturidade, os lábios estão contidos numa linha que vai do nariz ao queixo, os contornos dos lábios são suaves, o lábio superior é ligeiramente posterior ao lábio inferior quando relacionado com essa linha e a boca pode ser fechada sem esforço.

Além disso, dez condições anormais dos lábios (desequilíbrios) foram discutidas utilizando os três planos acima mencionados:

1) Protrusão da boca (bilabial)	
2) Retrusão da boca (bilabial)	
3) Proversão do lábio superior	

4) Eversão do lábio inferior	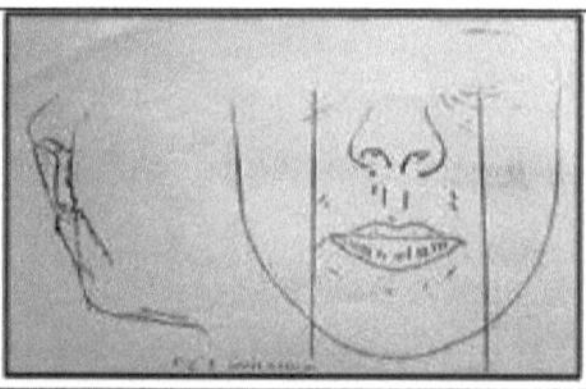
5) Incongruência labial	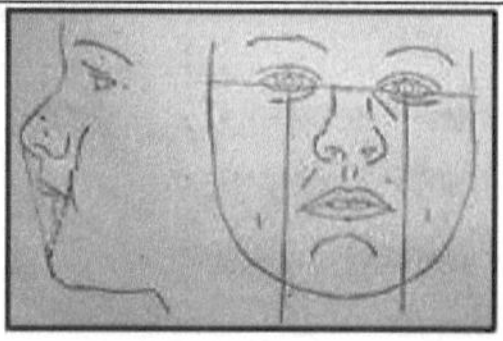
6) Tensão labial	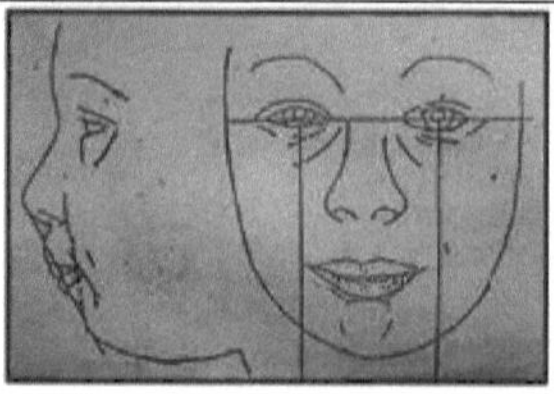
7) Hábito Mentalis	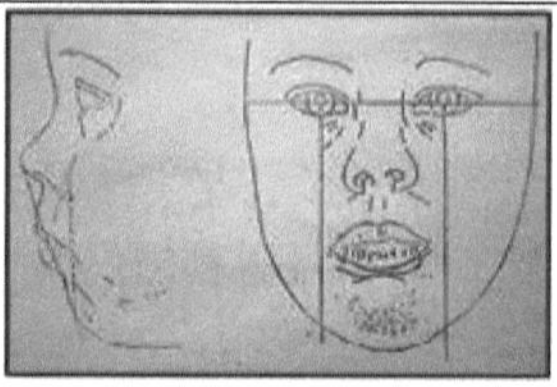
8) Sucção do lábio inferior	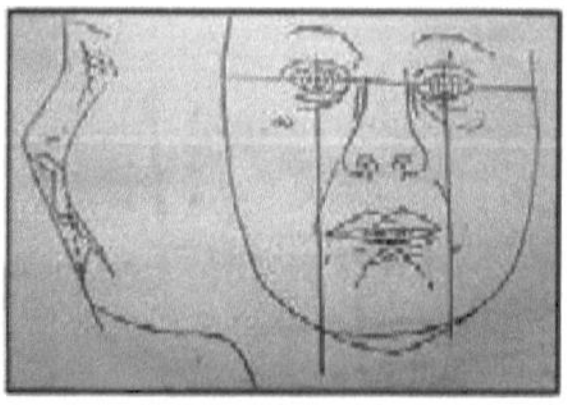
9) Contração sublabial	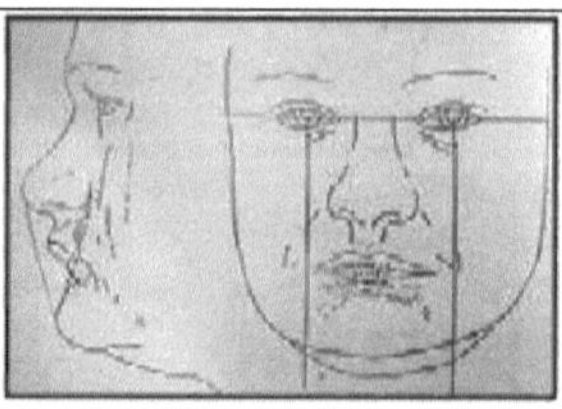

<table>
<tr><td>10) Contração perioral</td><td>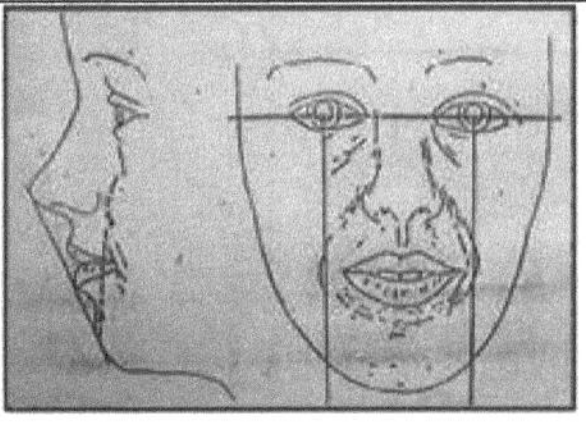</td></tr>
</table>

Foram igualmente debatidas quatro condições da língua. São elas:

1) Ataxia da língua (empurrão habitual)
2) Glossoptose (impulsão transitória)
3) Adaptativo (impulso secundário)
4) Impulso da língua devido a problemas respiratórios e/ou dores de dentes.

A partir de publicações de outros e da experiência comum com o público leigo e alguns artistas, notou-se que a maioria das pessoas se opõe a lábios que sobressaem para além do plano E. A proeminência dos lábios parece ser uma caraterística indesejável e uma situação inaceitável, particularmente em adultos.

No entanto, a plenitude dos lábios e a proeminência da boca são caraterísticas dos jovens. Muitas mulheres opõem-se a bocas excessivamente planas mais tarde na vida, porque a boca cheia constitui uma marca de juventude e a boca plana sugere velhice.

14) PROPORÇÕES ÁUREAS E O DIVISOR DE OURO (1981)[106]

- Robert M Ricketts

Na proporção divina, desenvolvida pelos matemáticos gregos, o comprimento de uma linha é dividido em duas partes de tal forma que a parte menor dividida pela parte maior é igual à parte maior dividida pelo total. A relação do total com a parte maior deve ser a mesma que a da parte maior com a menor. Na proporção divina, ou corte dourado, a parte maior é 1,61803 vezes maior do que a parte menor.

- Sectio Aurea (distâncias): Menor/Maior = Maior/Total = 1,618034

Fibonacci de Pisa estava intrigado com os padrões matemáticos que ocorriam na natureza, por exemplo, a concha do náutilo com câmara, que é uma espiral logarítmica. O fenómeno torna-se ainda mais misterioso pela sua relação com uma sequência matemática conhecida como números de Fibonacci. Os números de Fibonacci são produzidos começando com 1 e adicionando os dois últimos números para chegar ao seguinte: 1, 1, 2, 3, 5, 8, 13, 21, 34, etc. A proporção da margarida em espiral de 21:34 corresponde a dois números de Fibonacci adjacentes. A razão entre quaisquer dois números de Fibonacci depois de 3 é a chamada razão áurea ou secção áurea.

A obra de Rickett foi a primeira na história recente a expor em pormenor a proporção divina e a série de Fibonacci no que se refere ao rosto em norma frontalis e norma lateralis, e ao crescimento do rosto.

O divisor dourado pode ser utilizado para a análise morfológica dos dentes, do esqueleto e dos tecidos moles do rosto. Baseia-se na "Secção Áurea", também chamada "Proporção Divina".

Ao alargar a divisória, nota-se que um lado mais curto e um lado mais comprido serão medidos proporcionalmente à medida que a divisória é alargada.

O lado mais comprido é 1,618 vezes o lado mais curto e o lado mais curto é 0,618 vezes o comprimento do lado mais comprido. Por sua vez, o lado mais comprido é 0,618 vezes o comprimento da medida exterior total. A relação áurea (1:1,618) é designada *por Phi* e recebe o símbolo grego *f*. Esta relação baseia-se em leis subjacentes da matemática, da geometria e da física.

A utilização deste instrumento aplica-se aos valores estéticos, porque muitas relações consideradas belas para o olho humano ou reconfortantes e agradáveis para a psique humana seguem estas proporções.

Para localizar as proporções áureas no *aspeto de perfil*, os mesmos limites de proporções verticais foram considerados úteis. Verificou-se que a base do lóbulo da orelha era o limite posterior do rosto. Até à ponta do nariz, formavam-se três rectângulos dourados, como as áreas iguais anteriores, ou seja, olho tricórnio, olho-boca e queixo do nariz.

Quando se estuda a base horizontal do nariz e do trago, uma secção dourada cai no canto lateral do olho! Tomando a vertical olho-boca como 1,6, o canto até ao bordo do nariz é 1,0 quando o divisor dourado é aplicado ao olho-nariz-queixo para a altura facial.

A proporção está ligada ao crescimento e está relacionada com a função óptima. Por conseguinte, pode ser utilizada para a análise da harmonia e do equilíbrio estrutural e pode ser aplicada para o planeamento do tratamento das relações entre os dentes, os ossos e os tecidos moles em todas as formas de medicina dentária, cirurgia maxilofacial e cirurgia plástica.

Relações dos tecidos moles

Para o rosto, é visível uma ligação no sorriso, uma vez que se observa que a largura intercanina é a mesma que a largura do nariz no bordo alar

Para as dimensões de largura nos tecidos moles, o nariz, a boca, os olhos e o rosto estão relacionados. Se a largura da borda lateral do nariz (LN) for tomada como uma unidade de 1,0, progressivamente a boca (CH), o canto lateral dos dois olhos (LC) e a largura da cabeça ao nível da sobrancelha (TS) é uma série dourada progressiva a altura do rosto é tomada de Trichion (no topo da testa enrugada ou perto da linha do cabelo nos jovens) até à base do queixo (menton do tecido mole).

Se o nível do canto lateral ao Trichion for tomado como uma unidade de 1,0, a altura do olho ao queixo está na proporção áurea, se o rosto for bonito. Inversamente, do queixo para cima, a distância do queixo à curva da asa do nariz é tomada como um valor de 1,0 e 1,6 é visto do nariz ao Trichion. Isto faz do comprimento do nariz (altura do canto lateral à altura da asa) uma área congruente ou recíproca ou o "centro" do rosto.

Dos olhos para baixo, observa-se uma relação dourada do nariz (1,0) ao queixo (1,618). Inversamente, a parte inferior do queixo até à boca a 1,0 deixa uma proporção de 1,6 da boca até ao olho. Tal como o comprimento do nariz, o comprimento do lábio superior é uma recíproca ou uma área congruente sobreposta entre as proporções olho-nariz-boca-queixo.

Se a distância entre o bordo alar e o lábio superior (até ao estomago ou à borda do lábio) for de 1,0, a distância até ao queixo é de 1,6 e a mesma distância até ao olho é de 1,6. Isto mostra, finalmente, que três áreas iguais do rosto são praticamente iguais em rostos bonitos. São elas a testa aos olhos, os olhos à boca e o nariz ao queixo.

15) ANÁLISE DE STEINER (1953)[10] [7,108]

O conceito de *Steiner (1953)* da linha S não era uma análise em si, mas foi apresentado para definir se os lábios eram demasiado proeminentes ou demasiado planos.

A linha S:

O ponto de referência superior selecionado foi o centro da curva em forma de S entre o lábio do nariz e o subnasal. A linha S foi construída a partir deste ponto até ao pogónio de tecido mole.

Segundo Steiner, os lábios, em rostos bem equilibrados, devem tocar uma linha que se estende desde o contorno do tecido mole do queixo até ao meio de um "S" formado pelo bordo inferior do nariz.

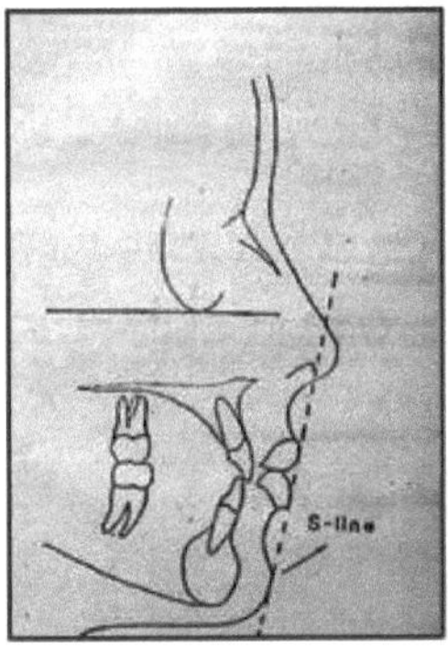

Discussão

1)   Os lábios situados para além da linha S tendem a ser protrusivos, caso em que os dentes e os maxilares necessitam de tratamento ortodôntico para reduzir a procumbência.

2)   Os lábios localizados atrás da linha S são indicativos de um perfil côncavo e a correção ortodôntica implica normalmente o avanço dos dentes nas arcadas para construir os lábios de forma a aproximarem-se da linha S.

16) O ÂNGULO NASOLABIAL E AS INCLINAÇÕES RELATIVAS DO NARIZ E LÁBIO SUPERIOR (1992) [109]

- Fitzgerald, Nanda, Currier

Um método consistente e reprodutível de construção de um ângulo nasolabial que também permita uma avaliação da inclinação relativa do bordo inferior do nariz e do lábio superior, bem como da sua relação entre si.

Um parâmetro dos tecidos moles frequentemente utilizado no diagnóstico ortodôntico é o ângulo nasolabial, que é formado por uma linha que vai do bordo inferior do nariz até uma linha que representa a inclinação do lábio superior.

A medição convencional do ângulo nasolabial pode não descrever com exatidão as variações no perfil dos tecidos moles. Por exemplo, a medição angular de um doente pode estar dentro dos limites normais, mas existe a presença de protrusão dos incisivos superiores e do lábio superior. A razão para o ângulo nasolabial normal é um nariz arrebitado.

A medição deste ângulo, por si só, fornece informações inadequadas, uma vez que não revela qual o componente responsável pela variabilidade. Pode ser o nariz, o lábio ou ambos. Portanto, é importante analisar cada componente desse ângulo para auxiliar no diagnóstico diferencial entre normal e sua variação.

O ponto mais posterior do bordo inferior do nariz, no qual este começa a rodar inferiormente para se fundir com o filtro do lábio superior, foi localizado e denominado *ponto da columela posterior, ou PCm*. Uma tangente foi traçada a partir do PCm anteriormente ao longo da borda inferior do nariz em seu terço médio aproximado e denominada *tangente PCm*.

O ângulo *póstero-inferior* formado pela intersecção do plano horizontal de Frankfort com a linha tangente ao bordo inferior do nariz fornece uma inclinação representativa do nariz. É designado por *ângulo entre a parte inferior do nariz e o plano horizontal de Frankfort, ou*

N/FH.

Se esta linha, que representa o bordo inferior do nariz, fosse paralela ao plano horizontal de Frankfort, era medida como 0°.

O *ângulo ântero-inferior* formado pela intersecção do plano horizontal de Frankfort com a linha traçada a partir do ponto da columela posterior tangente ao labrale superius fornece uma inclinação representativa do lábio superior.

A linha traçada do PCm ao labrale superius (Ls) foi denominada linha PCm-Ls. Quando estendida superiormente, intersecta o plano horizontal de Frankfort. O ângulo ântero-inferior formado nesta intersecção foi considerado a inclinação relativa do lábio superior e foi designado por ângulo entre o lábio superior e o plano horizontal de Frankfort, ou L/FH.

O ângulo ântero-inferior formado pela intersecção da tangente PCm com a linha PCm-Ls é o ângulo nasolabial. Este ângulo é a soma dos ângulos N/FH e L/FH ou é o complemento do triângulo formado por estas duas rectas com o plano horizontal de Frankfort.

A média e o desvio padrão, de uma amostra de 104 jovens adultos brancos, para os três parâmetros nasolabiais foram 18° ± 7° para o ângulo N/FH, 98° ± 5° para o ângulo L/FH e 114° ± 10° para o ângulo nasolabial.

Não se registaram diferenças estatisticamente significativas entre homens e mulheres.

- O ângulo N/FH teve um valor médio de 17,76° e um desvio padrão de ±7,40°. Os homens apresentaram um valor médio de 17,54° ± 7,28° e as mulheres 18,61° ± 7,96°, sem diferença estatisticamente significativa entre eles.

- O valor médio do ângulo L/FH foi de 97,85° ± 5,26°. Os homens apresentaram um valor médio de 97,73° ± 5,11° e as mulheres 98,33° ± 5,91°, sendo a diferença estatisticamente insignificante.

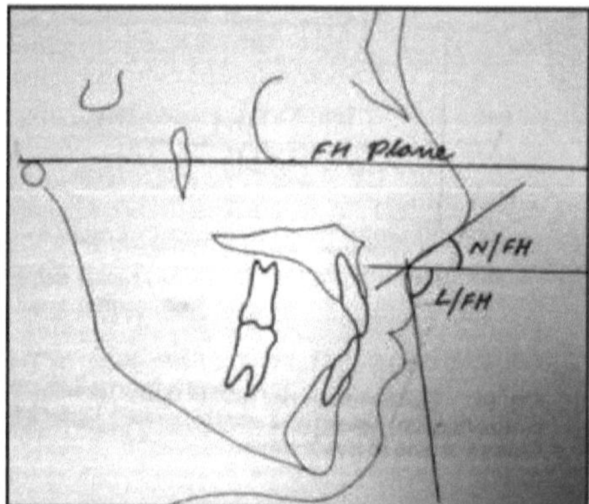

17) Variáveis faciais de tecidos moles utilizadas no *Wigglegram* (2002)[110] ou "diagrama de desvio-padrão para ajudar na tomada de decisões de extração.

A estética facial de pacientes limítrofes pode ser adversamente afetada pela ortodontia se apenas forem utilizados os padrões dentários e esqueléticos no planeamento do tratamento. A importância dos tecidos moles na determinação do equilíbrio final do perfil tem sido amplamente documentada. Portanto, **cinco fatores foram incluídos no Wigglegram:**

1. Distância entre a linha E e o lábio inferior (Li)

A linha E é traçada a partir da ponta do nariz até ao pogónio de tecido mole.

Normalmente, o lábio inferior (aqui representado pelo labrale inferius) fica cerca de 2mm atrás dessa linha de referência, mas como há uma variação considerável em termos de idade e sexo, *um desvio padrão de 3mm foi admitido por Ricketts.*[47] Como resultado, valores entre -5mm e +1mm são considerados normais, enquanto valores maiores que +1mm indicam proeminência do lábio inferior. Como uma face esteticamente agradável pode ser prejudicada pela protrusão labial, a extração é geralmente necessária nesses casos.

2. *Distância entre a linha B e o lábio inferior (Li).* De acordo com Burstone, o lábio inferior deve estar 2,5 ± 1,5mm anterior à linha B, que liga o ponto onde a columela encontra o lábio superior (subnasal) e o pogónio de tecido mole. A extração está indicada se o lábio inferior estiver mais de 4 mm à frente desta linha.

3. Para avaliar a tensão do lábio, a espessura do lábio superior deve ser medida em duas áreas:

A.   3 mm abaixo do ponto A do esqueleto.

B.   Do bordo do vermelhão à superfície vestibular dos incisivos centrais superiores.

Se o bordo do vermelhão for mais fino do que o lábio superior perto do ponto A, os lábios são considerados tensos. Se o lábio superior for mais fino do que o bordo do vermelhão, os lábios são considerados flácidos.

Em pacientes limítrofes com lábios tensos, os incisivos podem ser retraídos sem alterar o perfil dos tecidos moles, porque o lábio precisa de atingir a forma e espessura normais antes da retração.[54] Nestes doentes, está indicada a extração.

Por outro lado, os lábios seguiriam imediatamente o movimento dentário em pacientes limítrofes com lábios normais. De acordo com Arnett e Bergman, os ortodontistas devem evitar a extração em pacientes com lábios flácidos, devido à falta de suporte labial e ao potencial de problemas estéticos.

4. Ângulo nasolabial. Este ângulo é formado pela intersecção entre a tangente da columela e a tangente do lábio superior. Há muita controvérsia quanto ao seu valor normal, mas a maioria dos autores escolhe valores entre 85° e 105°.[50][54]

De acordo com **Drobocky e Smith (1982)**[52], a extração de quatro bicúspides aumenta o ângulo nasolabial em uma média de 5,2°. Portanto, a extração deve ser evitada em pacientes com ângulos nasolabiais obtusos (maiores que 105°).

5. Morfologia do lábio superior (UL). A análise dos tecidos moles da Holdaway inclui uma medição linear para avaliar a morfologia e a tensão do lábio superior.

A espessura do lábio superior deve ser medida em duas áreas diferentes: 3 mm abaixo do ponto esquelético A, e do bordo do vermelhão até à superfície vestibular dos incisivos centrais superiores.

Em doentes normais, estas duas medidas devem ser aproximadamente iguais (± 1 mm).

6. Desvios da linha média dentária (MD). Utilizando um pedaço de fio dentário como fio de prumo, o clínico pode avaliar o alinhamento das estruturas da linha média (ponte nasal, ponta nasal, filtro, linha média dentária superior, linha média dentária inferior e queixo).

Os desvios da linha média dentária devidos a problemas esqueléticos devem ser tratados cirurgicamente, mas os doentes com uma relação normal dos pontos médios faciais podem ser tratados ortodonticamente. Por conseguinte, os desvios graves da linha média dentária justificam a extração.

7. Estado de crescimento

O crescimento dos tecidos moles e duros tem uma influência significativa nos resultados faciais do tratamento ortodôntico. Por exemplo, um grande desequilíbrio facial pode ser causado pelo crescimento adicional do nariz após a remoção do aparelho.

Por conseguinte, a extração deve ser considerada com precaução em doentes com um potencial de crescimento remanescente considerável (doentes pré-púberes e púberes).

Por outro lado, uma vez que é improvável que um maior crescimento altere o perfil facial de pacientes adultos,[55] a decisão de extração é mais segura em pacientes pós-púberes.

18) M. NEGER (1959) [24]

Um método quantitativo para avaliação do perfil facial dos tecidos moles foi apresentado por *M. Neger (1959)* com o objetivo de formular um método de análise do perfil dos tecidos moles com praticabilidade, simplicidade, precisão e aplicação clínica.

Este método quantitativo de avaliação através de uma fotografia de perfil ou de um cefalograma lateral foi utilizado no exame de um grupo de pessoas com oclusões normais e excelentes e de outros grupos com má oclusão.

Método

Foram tiradas fotografias a preto e branco bem definidas, de tamanho 2 a 1/3, em papel semi-fosco, com o doente numa cadeira de encosto direito com apoio para a cabeça, FHP 110 ao chão, plano médio-sagital paralelo à película, com marcações na pele para orbital e trágion, dentes em oclusão cêntrica, lábios em contacto leve e relaxado ou em ligeira partição (em casos de má oclusão). Em alternativa, pode também ser utilizada uma radiografia cefalométrica. A linha de referência selecionada foi a FHP.

Os pontos de referência do perfil selecionados foram aqueles em que o tratamento ortodôntico teria maiores efeitos, uma vez que eram os mais preocupantes, com atenção às zonas subnasais e pogoniais, aos lábios superior e inferior e ao queixo.

Os pontos foram: Nasion (N), orbital (O), tragion (T), labrale superius (S), labrale inferius (I) e pogonion (Pg).

Foram traçadas linhas através de orbitale e tragion (FH); de nasion to labrale superius (NS); nasion to labrale inferius (NI) e nasion to pogonion (N-Pg) para formar vários ângulos de perfil.

Ângulos de perfil

Ângulo S (ângulo labial superior): Trata-se do ângulo facial inferior e interno formado pela intersecção das linhas NS e FH.

Ângulo I (ângulo labial inferior): Trata-se do ângulo facial inferior, interno, formado pela intersecção das linhas N-Pg e FH.

A fim de relacionar um ponto de referência importante com o outro, após a medição dos ângulos de perfil, foram medidos três ângulos adicionais. Foram eles:

Ângulo SNI: medido diretamente, ou através da obtenção da diferença angular entre os ângulos S e I do perfil, estabelece a relação entre o labrale superius e o labrale inferius.

Ângulo INPg: medido diretamente, ou através da obtenção da diferença angular entre os ângulos I e Pg do perfil, estabelece a relação entre o labrale inferius e o pogonion.

Ângulo SNPg: medido diretamente, ou através da obtenção da diferença angular entre os ângulos de perfil S e Pg, estabelece a relação do labrale inferius com o pogonion.

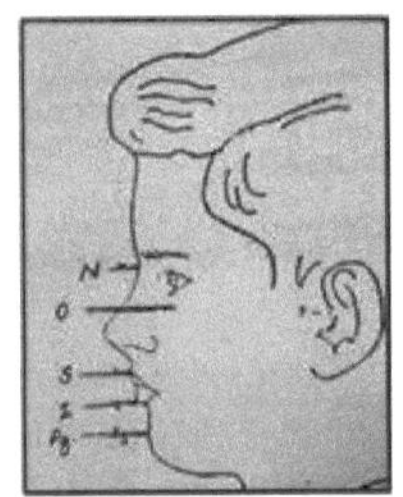 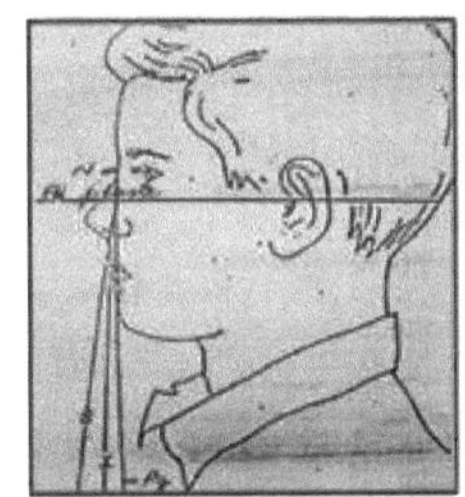

Medidas:

As medidas da análise do perfil dos tecidos moles nos vários grupos de oclusão normal e de má oclusão estão representadas na tabela.

Discussão:

1)   Verificou-se uma grande variabilidade na secção transversal da população estudada.

2)   Uma vez que muitas pessoas com excelente oclusão tinham queixo deficiente, não foi indicada uma correlação positiva entre a excelente oclusão e o perfil reto ideal.

3)   Foi demonstrado que as alterações proporcionais ou a melhoria do perfil dos tecidos moles não acompanham necessariamente alterações dentárias extensas.

Espessura média dos tecidos moles em milímetros

Idade em anos	Espessura do tecido mole que cobre o nariz		Espessura dos tecidos moles Ponto A subjacente		Espessura dos tecidos moles Pogónio sobrejacente	
	Masculino	Feminino	Masculino	Feminino	Masculino	Feminino
1	11.2	11.0	9.8	9.0	9.0	9.0
3	10.2	9.7	12.2	10.7	10.0	10.1
6	9.9	9.0	12.7	11.3	11.0	10.0
9	9.5	8.0	14.0	12.6	10.0	10.2
12	10.0	7.5	15.0	14.0	11.0	10.5
15	10.0	7.6	16.1	15.1	12.0	11.0
18	10.0	9.0	17.5	15.5	12.4	11.1

Medidas médias do nariz em milímetros

Idade em anos	Comprimento do nariz (do nasion à ponta do nariz)		Altura vertical do nariz		Comprimento antero-posterior do nariz	
	Masculino	Feminino	Masculino	Feminino	Masculino	Feminino
1	34.1	30.8	28.1	25.0	19.5	18.0
3	38.9	37.0	32.0	30.1	21.6	21.4
6	43.3	41.1	36.0	34.2	24.0	23.1
9	47.7	45.2	40.1	37.0	26.1	26.0
12	51.7	50.2	43.5	41.1	28.1	29.4
15	54.9	54.4	46.6	44.3	29.0	32.2
18	60.2	57.8	49.0	46.1	35.2	35.0

Medição vertical dos lábios superior e inferior e sua posição em relação às estruturas

subjacentes

Idade em anos	Lábio maxilar				Lábio mandibular		
	Comprimento do lábio superior (mm)	Ponta do lábio superior até à próstata. (mm)	Ponta da parte superior ao bordo incisal (mm)	Percentagem da coroa incisal convergida pelo lábio superior	Comprimento do lábio inferior (mm)	Ponta do lábio inferior ao infra-dentale (mm)	Ponta do lábio inferior superior ao bordo incisal (mm)
1	18.53	6.4	0.0	100	16.8	8.1	3.0
3	19.8	5.2	2.3	70	18.5	8.8	3.3
6	20.5	5.66	2.9	66	20.8	10.6	4.3
9	22.0	7.76	4.0	66	22.2	13.2	3.6
12	23.0	7.6	4.4	61	24.6	13.6	4.0
15	24.3	7.5	4.7	61	24.6	13.6	4.3
18	25.0	8.0	4.0	67	25.0	14.0	4.7

19) STONER MM (1955)[111]

Um dos primeiros métodos para avaliar as desarmonias do equilíbrio facial e estabelecer critérios para determinar a extensão da mudança no perfil devido ao tratamento ortodôntico foi apresentado como uma *análise fotométrica* do perfil facial por Stoner (1955). Esse método estabeleceu uma forma de registar as alterações faciais em casos tratados e definiu padrões de variação para perfis aceitáveis de pacientes.

Amostra:

a)   Foram recolhidas 34 fotografias de perfil de rostos com excelente forma e equilíbrio de registos de pacientes tratados por alguns dos mais conceituados ortodontistas contemporâneos.

b)   Foram recolhidas fotografias de perfil pré-tratamento e pós-tratamento de 50 casos tratados consecutivamente por Stoner com um intervalo de 18-24 meses entre as duas fotografias.

Método:

Foram utilizadas fotografias de perfil facial, tanto antes como depois do tratamento. O contorno facial foi registado através de pontos que poderiam ser influenciados pelo tratamento ortodôntico.

Os pontos selecionados foram:

Ponto C (Queixo), lábio superior (U), lábio inferior (L), porion (P), nasion (N) e orbitale (O).

Os **planos de referência** selecionados foram:

Plano de Frankfort (PO): Desenhado do ponto O ao O.

Plano facial (NC): Traçado a partir da profundidade da concavidade na base do nariz; N a uma tangente a C.

Plano LC: A tangente de ligação de L a C foi desenhada para mostrar a relação do lábio inferior com o ponto do queixo.

Plano UL: A tangente de ligação de U a L foi desenhada para mostrar a relação entre o lábio superior e o lábio inferior (isto é, se retruído ou protruído).

Medidas:

Foram efectuadas quatro medições angulares.

Ângulo	Gama de variação da amostra de pré-tratamento	Amplitude de variação nas fotografias anteriores após o tratamento	Gama de variação numa amostra de perfil excelente
Z PO-NC	72.3 - 93.0	75.0 - 90.0	19.0 - 92.0
Z NC-LC	0.0 - 32.5	0.0 - 33.5	0.0 - 14.5
Z UL-LC	-29.0 - 20.0	-27.0 - 22.0	-4.0 - 12.0
Z UL-NC	-25.0 - 28.0	-1.0-22.0	4.5 - 20.0

Discussão:

1) A gama de medições do ângulo NC-LC, do ângulo UL-LC e do ângulo UL-NC na série de pré-tratamento foi mais do dobro da gama da série de perfil excelente, enquanto o ângulo facial; ângulo PO-NC teve uma gama apenas 4,50 maior do que a série de perfil excelente. Isto indica que a posição do ponto do queixo não afecta demasiado o equilíbrio geral do rosto. Também explica, em certa medida, a amplitude do equilíbrio em vários tipos de rosto.

2) A avaliação aritmética da alteração do lábio superior após o tratamento pode ser efectuada através da análise. A variação líquida do ângulo PO-NC + a variação líquida do ângulo NC-LC + a variação líquida do ângulo UL-NC indica se o ponto U (lábio superior) se afastou (se positivo) ou se voltou a aproximar (se negativo) do rosto.

Vantagens:

1) O método permite a aplicação dos princípios da craniometria e da cefalometria ao contorno do perfil da face. Isto pode ser feito na sombra de tecidos moles da radiografia cefálica ou diretamente na fotografia de perfil.

2) Ao comparar as alterações nas fotografias pós-tratamento com as fotografias pré-tratamento, é possível ver como a ortodontia pode alterar o contorno facial.

Crítica:

Os casos aceitáveis selecionados como bem equilibrados ou excelentes representavam um conceito individual de beleza.

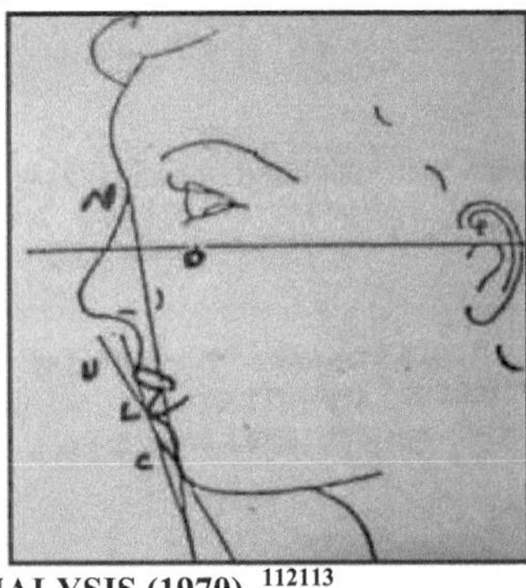

20) PECK S e PECK H ANALYSIS (1970) ,[112][113]

Para refletir o julgamento do público em geral sobre o rosto na seleção dos rostos normais preferidos e para identificar melhor os seus conceitos de estética facial agradável, foi realizada uma análise dos tecidos moles por Peck e Peck (1970), utilizando fotografias padronizadas dos indivíduos.

As qualidades faciais de simetria, harmonia, proporção e orientação foram definidas e examinadas. A análise profilométrica fotográfica centrou a atenção nas caraterísticas estruturais importantes do rosto esteticamente agradável.

Amostra:

Foram selecionadas 52 jovens adultas brancas (3M:49F) com uma idade média de 21 anos e 2 meses, constituídas por modelos profissionais, rainhas da beleza, estrelas do espetáculo e artistas, aclamadas por um segmento da população em geral pela sua atratividade facial.

Método:

Foram efectuados cefalogramas sagitais com cada indivíduo em oclusão cêntrica em cefalostato. As fotografias frontais e de perfil direito foram tiradas com os lábios em repouso ou tocando levemente e os dentes ligeiramente afastados. Foi também tirada uma fotografia frontal adicional em posição de sorriso.

Medições para tecidos moles

Para avaliar a simetria e o equilíbrio, as fotografias frontais foram divididas ao longo da linha média e expressas de modo a obter faces completas da face direita emparelhada com a sua imagem no espelho e vice-versa. As assimetrias toleráveis foram observadas e atribuídas ao padrão de musculatura.

Harmonia, proporção e orientação

Para avaliar a harmonia, a proporção e a orientação, o perfil foi dividido em *11 componentes*, sendo cada um deles um marco antropológico, definido com base na configuração dos tecidos moles, independentemente da anatomia esquelética subjacente.

Estes foram: Trichion (Tr), glabella (G), nasion (N), pronasale (Pm), subnasale (Sn), labrale inferius (Li), supramentale (Sm), pogonion (Pg) e gnathion (Gn).

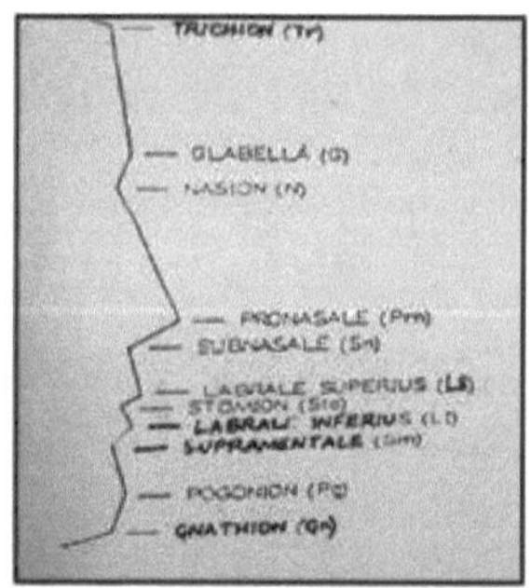

A harmonia, a disposição ordenada e agradável das partes do rosto num perfil, era evidente com um fluxo harmonioso nas fotografias de perfil direito como uma série de ondas e S' invertidos.

Foram observadas convexidades e concavidades, cuja regularidade e uniformidade são essenciais para um perfil esteticamente agradável. As irregularidades e as curvas agudas perturbam um perfil harmonioso.

Em geral, a concavidade no Sn era ligeiramente mais acentuada ou igual à do Sm e estes foram superiores aos de N.

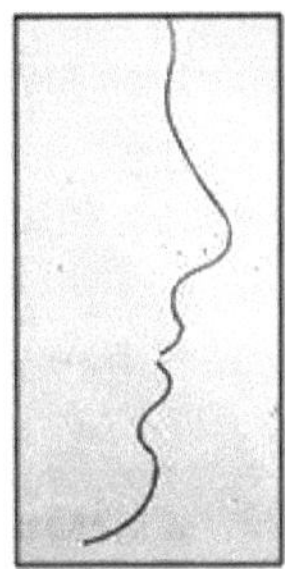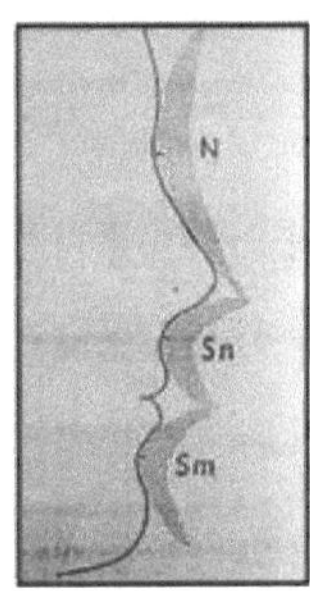

Análise profilométrica

Os pontos de referência do perfil selecionados foram: Nasion (N) pronasale (Prn), labrale superius (Ls), pogonion (Pg) e tragion (T).

Método:

Foram utilizadas fotografias orientadas da cabeça (padronizadas) do doente num cefalostato, mostrando o perfil sagital direito. Alternativamente, o cefalograma sagital com excelente definição de tecidos moles também pode ser traçado. Neste caso, o porion substituiria o T como marco craniano na análise.

O plano de orientação dos tecidos moles foi desenhado juntando a linha facial de N a Pg (N-Pg) e bissectando-a. O ponto médio foi ligado a T para formar o plano de orientação (OP). O ponto médio foi ligado a T para formar o plano de orientação (OP).

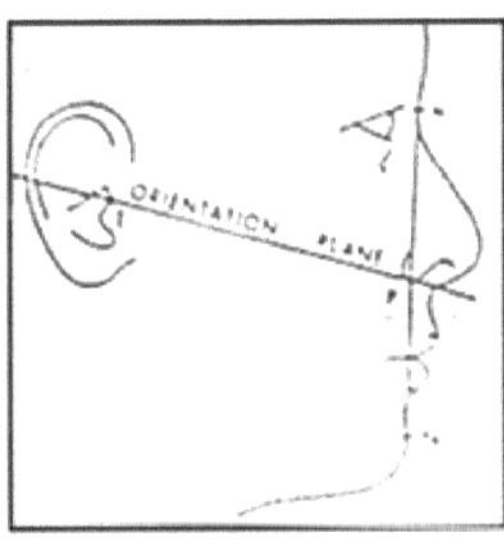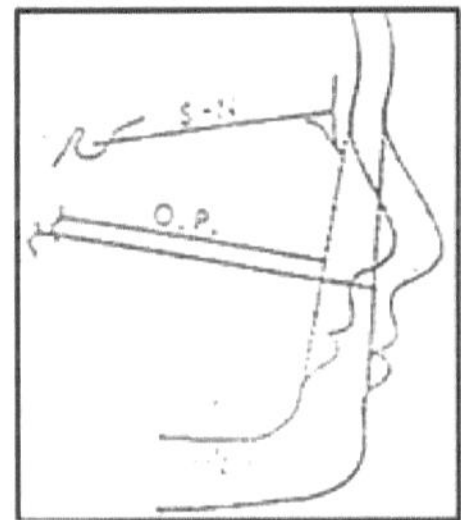

Medidas:

Ângulo facial (F)

É o ângulo inferior interno formado pela intersecção do plano de orientação com a linha facial no ponto P. Serve como índice quantitativo da orientação do perfil.

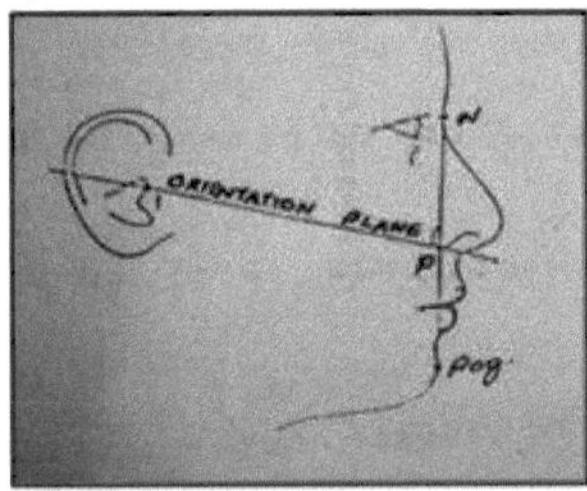

Ângulo maxilofacial (Mf)

Este ângulo é formado entre a linha facial N-Pg e N-Ls. É considerado como o *análogo do tecido mole para o ângulo ANB de Riedel*. Relaciona horizontalmente o lábio superior com o queixo.

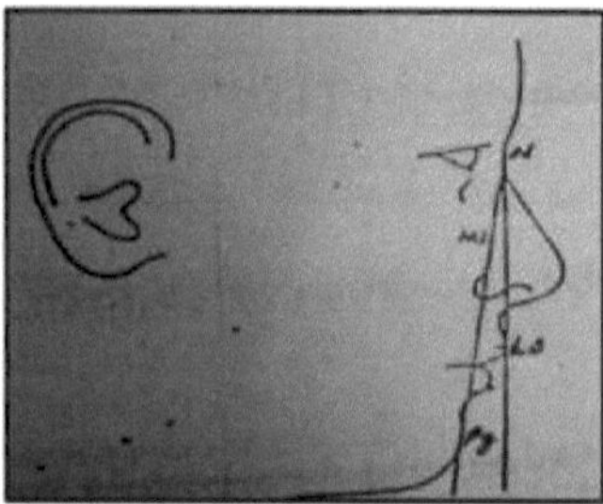

Ângulo nasomaxilar (Nm)

É o ângulo superior interno na intersecção do plano de orientação com uma linha que passa pelo labrale superius (LS) e pelo pronasale (Pm). Relaciona o lábio superior com o ápice nasal.

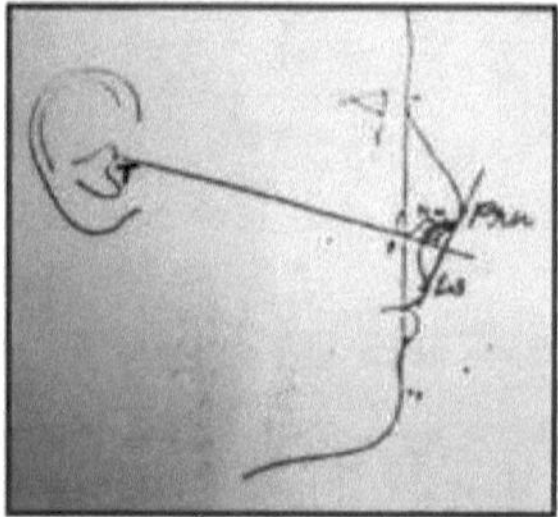

Ângulo nasal (Na)

Mede a altura nasal desde o nasal (N) até ao pronasal (Pm).

Ângulo maxilar (Mx)

Mede a altura do maxilar desde o pronasale (Pm) até ao labrale superius (Ls)

Ângulo mandibular (Mn)

Regista a altura da mandíbula desde o labrale superius (Ls) até ao pogonion (Pg)

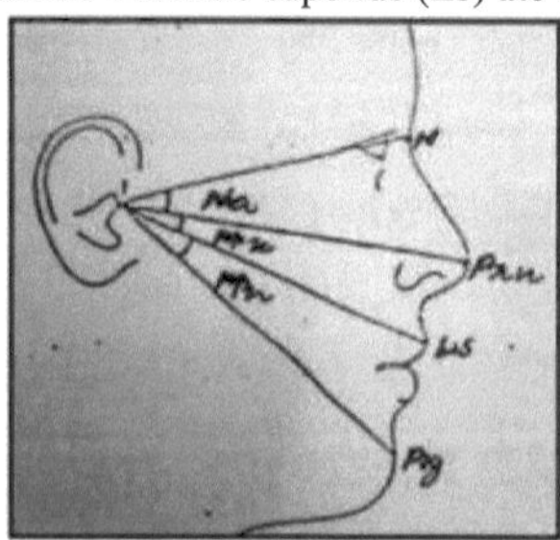

Ângulo vertical total (TV)

Este é o *ângulo composto completo* que representa a dimensão vertical total de N a Pg.

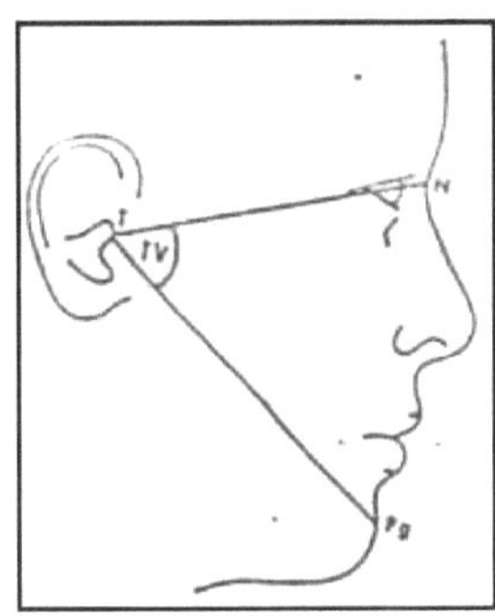

Vantagens:
1)   A análise dá uma visão objetiva do perfil facial
2)   O ângulo facial fornece uma avaliação quantitativa da orientação real do perfil
3)   O ângulo nasomaxilar é sensível às variações verticais e horizontais das relações nasalabiais, dando suficiente consideração ao nariz na análise.
4)   A análise aumenta a consciência estética do ortodontista e reorienta o seu pensamento para o desenvolvimento de um conceito realista da estética facial.

Crítica:
1) A análise profilométrica fotográfica não foi construída para dar respostas profundas a questões de diagnóstico.
2) Não existe uma equação para a beleza facial, uma vez que nenhum número ou dispositivo pode exprimir totalmente as complexidades da estética facial.

Medidas angulares em jovens adultos brancos com boa estética facial (idade média de 21 anos e 2 meses)

Ângulo	Média	SD	Gama
Ângulo facial (F)	102.5	2.7	96-106.5
Ângulo maxilofacial (Mf)	5.9	1.7	2.5-2.9
Ângulo nasomaxilar (Nm)	106.1	3.9	97.0-114.5
Ângulo nasal (Na)	23.3	-	20-27
Ângulo maxilar (Mx)	14.1	-	12-17
Ângulo mandibular (Mn)	17.1	-	14-20
Ângulo vertical total (TV)	54.5	-	47-62

21) NORMAS CEFALOMÉTRICAS SCHEIDAMAN PARA ANÁLISE DOS TECIDOS MOLES (1980)[114]

Normas cefalométricas para análise de tecidos moles

A obtenção da proporcionalidade dos tecidos moles faciais é um dos principais objetivos no tratamento das deformidades dentofaciais e pode ser alcançada com técnicas de cirurgia ortognática adequadamente planejadas e executadas. Muitas análises cefalométricas que têm sido propostas para atingir este objetivo são frequentemente de pouco valor porque se basearam em pontos de referência dento-esqueléticos, que não eram necessariamente consistentes com uma boa estética facial.

Scheidaman utilizou= caucasianos adultos "normais" como amostra nos seus estudos, em contraste com estudos anteriores, que utilizaram adolescentes com deformidade dentofacial.

O seu estudo apresenta normas cefalométricas para os tecidos moles, o esqueleto e a relação dentária de uma população= adulta "normal".

O cefalograma foi obtido posicionando o paciente em posição natural da cabeça, com os lábios relaxados e a mandíbula em relação cêntrica. Foi utilizado um fio de prumo no campo radiográfico para estabelecer uma linha de referência vertical.

É constituída pelas seguintes variáveis:

I) Alturas faciais:

a) O rácio G-Sn/Sn-me para descrever a proporcionalidade entre as alturas faciais superior e inferior

• Formais - 0,96

• Para mulheres - 1,02

Esta diferença significativa entre os sexos deve-se ao facto de, nos homens, a metade inferior do rosto ser mais comprida do que nas mulheres, principalmente devido a uma maior distância entre o lábio inferior e o mento.

b) O rácio Sn-Stom / Stom-Me (1:2) e Sn-LL / LL-Me foram utilizados para avaliar as proporções do terço inferior da face.

Rácio normal: Masculino - 0,82 e Feminino - 0,89

Esta diferença na altura facial pode ser significativa no planeamento do tratamento, uma vez que as discrepâncias na altura facial podem ser indicações para aumentar ou diminuir a altura facial. Excluindo a cirurgia ao nível de Lefort II e III, a maioria das alterações dos tecidos moles secundárias à cirurgia ortognática manifesta-se no terço inferior da face.

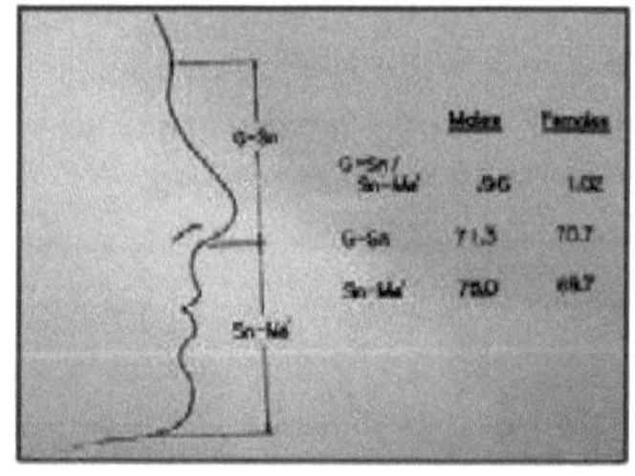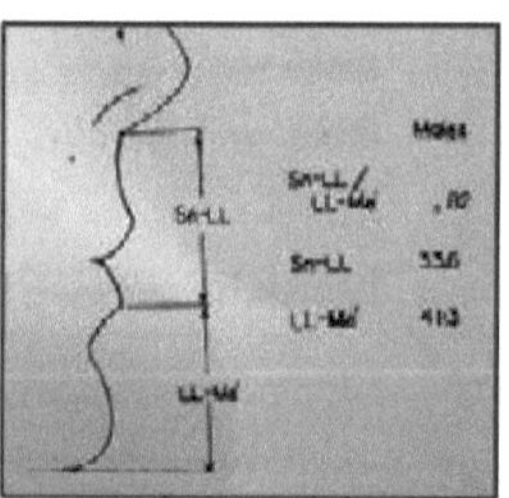

II) <u>Estética nasal</u>:

Inclui -

A) Ângulo nasolabial:

É uma consideração vital no planeamento do tratamento de pacientes com deformidades dentofaciais.

- Valor médio: 111,40

Mais importante do que o próprio ângulo nasolabial é a sua orientação em relação ao resto do rosto. Isto pode ser analisado examinando as duas linhas que formam o ângulo nasolabial, ou seja, o ângulo da columela e a tangente do lábio superior. A sua relação angular com a horizontal postural ajuda a avaliar a relação do nariz com a face. Por conseguinte, estes dois ângulos, que formam o ângulo nasolabial, devem ser avaliados de forma independente. As normas para estes ângulos são apresentadas no diagrama.

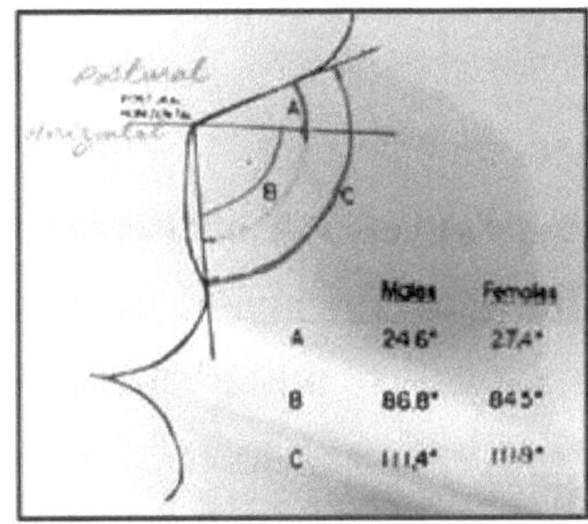

B) Proeminência nasal horizontal (G-P):

Deve ter aproximadamente um terço da altura vertical do nariz (G-Sn).

C) Comprimento columelar (Sn-P):

Deve ter aproximadamente 90% do comprimento do lábio superior (Sn-Stom).

D) Projeção nasal:

Pode ser avaliada pelo menor ângulo formado entre a linha que se estende ao longo da parte mais saliente do dorso nasal e uma linha perpendicular à horizontal de Frankfort.

- Normal: 36o

Ajuda no planeamento da rinoplastia.

III) Estética do queixo:

A posição antero-posterior do queixo pode ser avaliada utilizando as seguintes medidas:

A) Distância linear entre a linha de referência vertical= natural' construída perpendicularmente a uma horizontal natural que passa pelo subnasal e o pogónio dos tecidos moles.

Normal: Masculino: 4,5 mm e Feminino: -4,2 mm

B) Ângulo de convexidade (G-Sn-Pg): Medida angular para avaliar a estética do queixo.

Normal: Masculino: 10,8o e Feminino: 11o

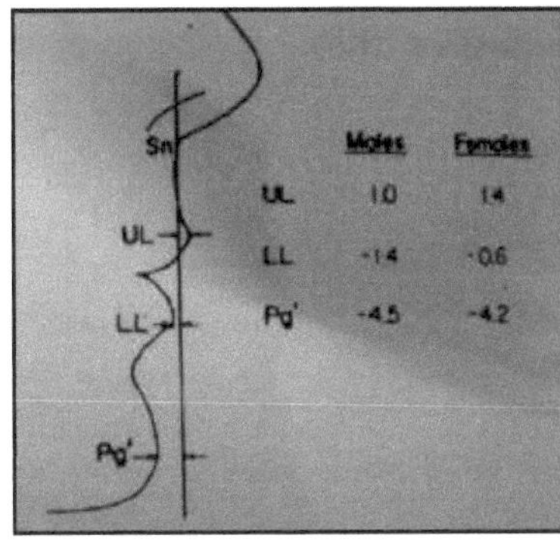

IV) Estética labial:

A estética labial é avaliada com a mesma linha de referência vertical= natural' que passa pelo subnasal. Assim sendo,

a) Para o lábio superior

Normal: Masculino: 1 mm e Feminino: 1,4 mm

b) Para o lábio inferior

Normal: Masculino: 1,4 mm e Feminino: -0,6 mm

Ou seja, o lábio superior deve ficar à frente desta linha e o lábio inferior atrás desta linha. Os lábios femininos são mais proeminentes (especialmente o lábio inferior) em relação ao nariz e ao queixo.

Além disso, o ângulo da prega labiomental é mais obtuso e o ponto B do tecido mole é mais proeminente nas mulheres. Assim, os lábios mais proeminentes e a prega labiomental pouco profunda diminuem a proeminência do queixo feminino, criando a aparência de um queixo mais recessivo.

22) AVALIAÇÃO DE TECIDOS MOLES DE JACOBSON (1995)[115]

1) Ângulo nasofacial:

Intersecção de uma linha traçada desde a glabela até ao pogónio dos tecidos moles com uma linha traçada ao longo do eixo do radix do nariz.

Valor médio: 30 a 35 graus.

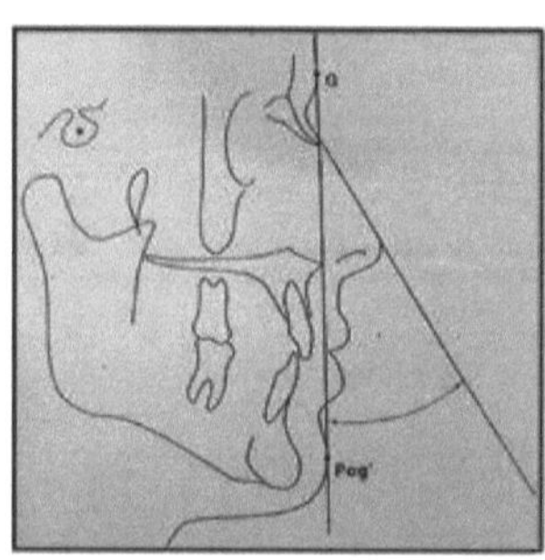

2) Inclinação da base nasal.

Ângulo formado entre a vertical verdadeira (Sn V) e o eixo longo da narina
Valor médio: Homens: 90 graus e Mulheres: 105 graus.

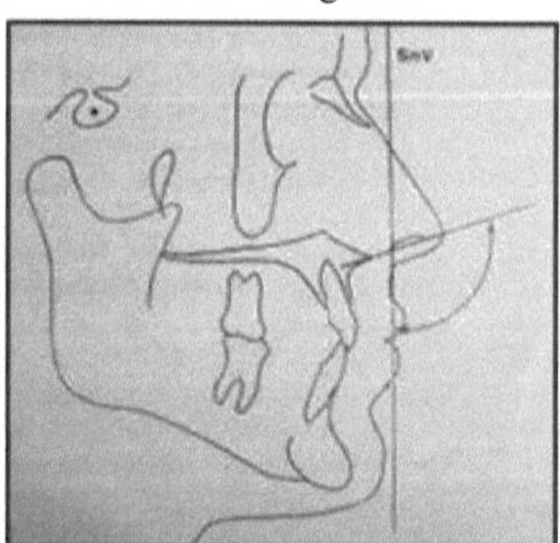

3) Ângulo nasomental:

Construído por uma linha traçada ao longo do eixo do radix e uma linha traçada da ponta do nariz ao pogónio dos tecidos moles (linha E).

Valor médio: 120 - 132 graus.

4) Ângulo mentocervical

Formada pela intersecção da linha E com uma tangente à zona submental.

Gama: 110 a 120 graus.

5) Ângulo do pescoço submental:

Formada pela intersecção da tangente à região submental e da tangente à região do pescoço.

Valor médio: Homens: 126 graus e Mulheres: 121 graus.

6) 0 - grau meridiano:

Distância do tecido mole do queixo a uma linha perpendicular a FH através do nasion do tecido mole

O pogónio dos tecidos moles deve situar-se a 0 (+- 2) mm desta linha.

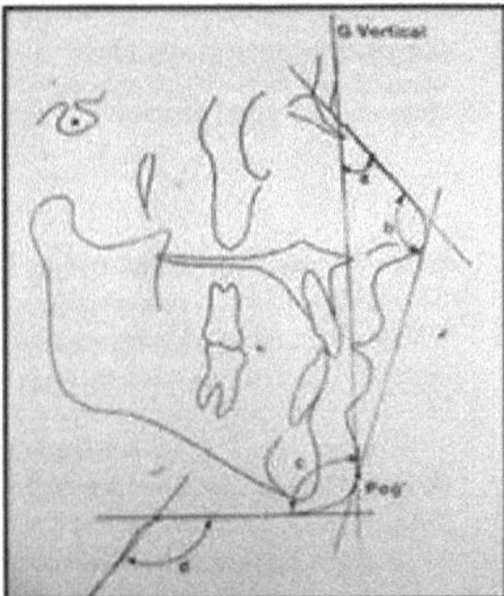
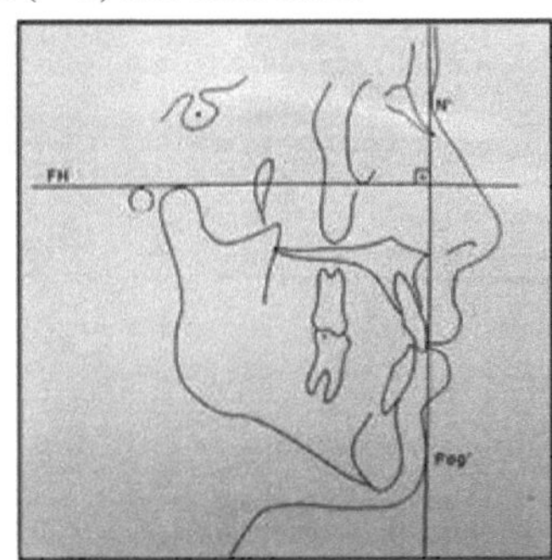

Perto do fim, voltamos muitas vezes ao princípio, ao ponto de partida. Voltando às palavras do grande artista *Wuerpe* 1 -a tendência da civilização moderna parece ser a de criar uma lei para cada indivíduo e, diante de condições complexas e em constante mudança, não se pode estabelecer um tipo fixo como base ou padrão para governar a moldagem da face humana! A tentativa de criar um "tipo fixo" tem sido um ponto fraco no planeamento do tratamento ortodôntico. Muitas faces, que não se enquadram nas normas cefalométricas, ainda podem ser esteticamente bem equilibradas para o indivíduo.

O conceito de norma estabelecido por vários estudos não deve sobrepor-se ao estudo e às exigências do caso individual, uma vez que é nos extremos do intervalo de normalidade que se verifica a maior dificuldade em orientar o tratamento e onde as orientações disponíveis são mais eficazes.

O objetivo de melhorar a aparência facial nem sempre é compatível com a estabilidade da oclusão e, frequentemente, pode ser aceite um compromisso na aparência facial no interesse de uma boa função.

Referências

1. Spyropoulos, MN & Halazonetis, DJ 2001, Significance of the soft tissue profile on facial esthetics', American Journal of Orthodontics and Dentofacial Orthopedics, vol. 119:(5) 464-471.

2. Sunda S, Munjal S, Singh S, Singh H. Análise de tecidos moles - um artigo de revisão. J Adv Med Dent Scie Res 2020;8(5):48-51.

3. Looi, L. K., & Mills, J. R. E. (1986). *O efeito de duas formas contrastantes de tratamento ortodôntico no perfil facial. American Journal of Orthodontics, 89(6), 507-517.*

4. James, RD 1998, _Um estudo comparativo dos perfis faciais em tratamentos com e sem extração, American Journal of Orthodontics and Dentofacial Orthopedics, vol. 114:(3) 265-276.

5. Drobocky, O. B., & Smith, R. J. (1989). *Mudanças no perfil facial durante o tratamento ortodôntico com extração de quatro primeiros pré-molares. American Journal of Orthodontics andDentofacial Orthopedics, 95(3), 220-230.*

6. Thakur VK, Chaudhary DC, Jayan B, Jain V, Mathur P. Paradigma dos tecidos moles: Uma revisão. J Global Oral Health 2023; 6:107-14.

7. Ângulo EH. Maloclusão dos dentes. 7ª ed. Philadelphia, PA: S.S. White Dental MFG. Co.; 1907.

8. Moss ML. A matriz funcional. In: Kraus B, Reidel R, editores. Vistas em ortodontia. Philadelphia, PA: Lea & Febiger; 1962; 85-98.

9. Roos N. Alterações do perfil dos tecidos moles no tratamento da classe II. Am J Orthod. 1977 Ago;72(2):165-75.

10. JCO Volume 1992Fev(111 -118): Crescimento Horizontal do Nariz de Tecido Mole Relativo ao Crescimento Maxilar - PETER H. BUSCHANG, PHD, ANTHONY D. VIAZIS

11. Anushriya Dutta, Vishal Singh e Anshul Singla (2021); CHANGING CONCEPTS OF BEAUTY IN ORTHODONTICS *Int. J. of Adv. Res.* 9 (maio) 691-695.

12. Beardsley M. C. Aesthetics from classical Greece to the present, Nova Iorque: Macmillan, 1966, 43

13. Peck S, PeckH. Um conceito de estética facial. Angle Orthod 1970; 40:284-318.

14. Park, Y.-C., & Burstone, C. J. (1986). *Perfil dos tecidos moles - falácias dos padrões dos tecidos duros no planeamento do tratamento. American Journal of Orthodontics and Dentofacial Orthopedics, 90(1), 52-62.*

15. Camper P. Works on the connexion between the science of anatomy and the arts of drawing,painting,statuary ,etc.London:C Dilly Company; 33-69.

16. Angle E H. Malocclusion of the teeth .7th ed. Philadephia: White dental manufacturing company ;1907; 60.S.8

17. Case Calvin S. Dental Orthopedic and prothetic correction of cleft palate. Chicago: The C.S Case Co; 1921

18. CarreaGV.Lesradiofacies a profile delinee en orthodontometrie. Semaine Dent 1924; 6:416-419.

19. Simon PW.Princípios fundamentais de um diagnóstico sistémico de anomalias dentárias.Boston :Stratford Company;1926.p.53

20. Higley L B, Spiedel TD. Preliminary studies of orthodontic rsults as revealed by roentogenographic cephalometric records (Estudos preliminares dos resultados ortodônticos revelados por registos cefalométricos roentogenográficos). Am J Orthodont and Oral Surg

1938; 34:1039-1050

21. Tweed CH. Ângulo do incisivo mandibular de Frankfort (FMIA) no diagnóstico ortodôntico, planeamento do tratamento e prognóstico. Angle Orthod 1954; 24:121-69.

22. Downs WB. Variações nas relações faciais: seu significado no tratamento e prognóstico Am J Orthod 1948; 34: 812-840

23. Merrifield LL. A linha de perfil como um auxílio na avaliação crítica da estética facial. AM J ORTOD 1966; 52:804-22.

24. Neger M. Um método quantitativo para a avaliação do perfil dos tecidos moles. Am J Orthod Dentofac Orthop 1959; 45: 738-751

25. Holdaway RA. Análise cefalométrica dos tecidos moles e sua utilização no planeamento do tratamento ortodôntico - Parte - 1. Am J Orthod Dentofac Orthop 1983; 84: 1-28.

26. BimlerHP. Análise cefalométrica de Bimler - parte 1: J Clin Orthod 1985:19:501-523

27. Arnett GW, Bergman RT. Chaves faciais para o diagnóstico ortodôntico e planeamento do tratamento - Parte 1. Am J Orthod Dentofac Orthop 1993; 103: 299-312.

28. Jacobson A. Cefalometria Radiográfica - do básico à vídeo-imagem: Quintessence Publishing 1995

29. Tony GM. TOMAC: um sistema de planeamento do tratamento ortognático: JCO 2001:35:356364.

30. WilliamsPeterL,Gray's sanatomy:Churchill livingstone,Edinburgh ,38th edition 1980.

31. Snell RichardS, Clinical anatomy for medical students, 3ª edição, 1986. Little Brown & Co., Boston.

32. Subtelny JD. Um estudo longitudinal das estruturas faciais de tecidos moles e das suas caraterísticas de perfil, definidas em relação às estruturas esqueléticas subjacentes. Am J Orthod Dentofac Orthop 1959; 45: 481- 507.

33. Bowker e Meredith. Uma análise métrica do perfil facial. Angle ortho 1959; 29: 149-160

34. Nanda RS, Meng H, Kapila S, Goorhuis J. alterações de crescimento no perfil dos tecidos moles.angle orthod. 1990; 60:177-90.

35. AndersonP, BakkerL, Wattel e NandaRS.Alterações do crescimento na adolescência no perfil dos tecidos moles. Am J Orthod Dentofac Orthop 1995; 107:476-83.

36. BisharaSE,JakobsenJR .Soft tissue profile changes from 5-25 years of age. Am J Orthod Dentofac Orthop 1998; 114:698-706.

37. VigPS e CohenAM. Crescimento vertical dos lábios - um estudo cefalométrico seriado.Am J Orthod Dentofac Orthop 1979;75:405-415.

38. Mamandras AH. Alterações lineares dos lábios maxilar e mandibular. Am J Orthod Dentofac Orthop 1988; 94:405-410.

39. Mamandras AH. Crescimento dos lábios em duas dimensões - Um estudo cefalométrico seriado.Am J Orthod Dentofac Orthop 1984;86:61-66.

40. Genecov JS, Sinclair PM, Dechow PC. Desenvolvimento do nariz e perfil dos tecidos moles. Angle Orthod 1990; 60:191-8.

41. Burke P, Caroline A, Lawson HA. Estudo estereofotogramétrico do crescimento e desenvolvimento do nariz. Am J Orthod Dentofac Orthop 1989; 96:144-145.

42. BuschangPH, De La CruzR, Viazis AD, and Demirjian A Longitudinal shape changes of the nasal dorsum; 1993:103:539-543.

43. FormbyWA, NândaRS, CurrierFG. Mudanças longitudinais nos perfis faciais de adultos. Am J Orthod Dentofac Orthop 1994:105:464-476.

44. LooiKL, MillsJRE. O efeito de duas formas contrastantes de tratamento ortodôntico no

perfil facial. Am J Orthod Dentofac Orthop1986:89:509-517.

45. Rains MD, Nanda R. Alterações nos tecidos moles associadas à retração dos incisivos superiores. Am J Orthod 1982; 81:481-8.

46. Talass MF, Talass L. Alterações do perfil dos tecidos moles resultantes da retração dos incisivos superiores. Am J Orthod Dentofac Orthop 1987; 91:385-94.

47. Bloom LA: Alterações do perfil perioral no tratamento ortodôntico. Am J Orthod 47: 371379, 1969.

48. Garner LD: Alterações nos tecidos moles concomitantes com a movimentação dentária ortodôntica. Am J Orthod 66: 367-376, 1974.

49. Jacobs JD: Alterações verticais do lábio devido à retração dos incisivos maxilares. Am J Orthod 74: 396404, 1978.

50. Waldman BH: Mudanças no contorno dos lábios com a retração dos incisivos superiores. Angle Orthod 52: 129-134, 1982.

51. DrobockyBO e SmithRJ. Mudanças no perfil facial durante o tratamento ortodôntico com extração de quatro primeiros pré-molares. Am J Orthod Dentofac Orthop 1989; 95:220-30.

52. Oliver BM: A influência da espessura do lábio e da tensão na resposta do lábio superior à intrusão do incisivo. Am J Orthod 1982: 82: 141-148.

53. RobertH,SandyJ.Avaliação e exame do paciente: British dental journal (edição indiana) 2004:vol.2 no.2 :53-54.

54. Lo FD e Hunter SW. Alterações no ângulo nasolabial relacionadas com a retração dos incisivos superiores Am J Orthod 1982:82: 384 - 391.

55. Schudy, F. F.: The rotation of the mandible resulting from growth; Its implications in orthodontic treatment, Angle Orthod. 35: 36-50, 1965.

56. PROFITT AND WHITE textbook of orthognathic surgery (livro de texto de cirurgia ortognática).

57. Sarver DM - Esthetic orthodontics and orthognathic surgery, Mosby- year book, inc. St Louis 1998.

58. Ortodontia contemporânea 3/e (2000) - William R Profitt com Fields HW, Mosby, inc.

59. ZachrissonBU, Factores estéticos envolvidos na exposição dos dentes anteriores e no sorriso. JCO1998:35:432-445.

60. Peck S,Peck L ,Kataja M .A linha gengival do sorriso. Angle Ortho 1992:62:91-100.

61. Rakosi T - Um atlas e manual de radiografia.

62. Broadbent, B. H.: A New X-ray Technique and Its Application to Orthodontia, Angle Orthodontist 1: 45-66, 1931.

63. Cooke MS. Reprodutibilidade de cinco anos da postura natural da cabeça: um estudo longitudinal. Am J Orthod Dentofac Orthop 1990, 97:489-94.

64. Cooke, M.S. e Wei, S.H.Y.: Uma análise cefalométrica sumária de cinco factores baseada na postura natural da cabeça e na verdadeira horizontal, Am. J. Orthod. 93:213-223, 1988.

65. Brodie AG. Alterações tardias de crescimento na face humana. Angle Orthod 1953; 23:146-57.

66. McIntyreGT,MosseyPA.Medição do tamanho e da forma na cefalometria contemporânea:Euro Jour of orthod 2003 : 25:231-242

67. Peck H,Peck S A Concept of Facial Esthetics (Um conceito de estética facial). Angle Ortho 1970: 4: 284 - 317.

68. Phillips C, Jim G Peter V, Matteson S. Fotocefalometria - Erros de projeção e localização de pontos de referência. Am J Orthod1984:86:233 - 242.

69. Erten O, Yilmaz BN. Imagens tridimensionais em ortodontia. Turk J Orthod 2018; 31: 86-94.

70. Baysal A, Ozturk MA, Sahan AO, Uysal T. Alterações dos tecidos moles faciais após expansão rápida da maxila analisadas com estereofotogrametria tridimensional: Um ensaio clínico aleatório e controlado. Angle Orthod 2016; 86: 934-42.

71. Wong JY, Oh AK, Ohta E, Hunt AT, Rogers GF, Mulliken JB, et al. Validade e fiabilidade da medição antropométrica craniofacial de imagens fotogramétricas digitais 3D. Cleft Palate Craniofac J 2008; 45: 232-9.

72. Sarver DM - Esthetic orthodontics and orthognathic surgery, Mosby- year book, inc. St Louis 1998.

73. Taneva E, Kusnoto B, Evans CA. Issues in Contemporary Orthodontics. Londres, Reino Unido: IntechOpen; [Mar; 2020]. 2014. Digitalização, imagem e impressão 3D em ortodontia.

74. Aplicações clínicas da tomografia computorizada de feixe cónico na prática dentária. Scarfe WC, Farman AG, Sukovic P. http://cda-adc.ca/jadc/vol-72/issue-1/75.pdf. J Can Dent Assoc. 2006; 72:75-80.

75. Baxi S, Shadani K, Kesri R, et al. (26 de novembro de 2022) Auxílios de diagnóstico avançados recentes em ortodontia. Cureus 14(11): e31921.

76. Precisão da identificação automática computadorizada de pontos cefalométricos. Liu JK, Chen YT, Cheng KS. Am J Orthod Dentofacial Orthop. 2000; 118:535-540.

77. Kau CH, Richmond S, Zhurov AI, Knox J, Chestnutt I, Hartles F, et al. Fiabilidade da medição da morfologia facial com um sistema de digitalização a laser tridimensional. Am J Orthod Dentofacial Orthop. 2005; 128:424-30.

78. Kau CH, Richmond S. Three-dimensional imaging for orthodontics and maxillofacial surgery (Imagens tridimensionais para ortodontia e cirurgia maxilofacial). Iowa: Willey-Blackwell;2010.

79. Kuijpers MA, Chiu YT, Nada RM, Carels CE, Fudalej PS. Métodos de imagem tridimensional para análise quantitativa dos tecidos moles faciais e morfologia esquelética em pacientes com fissuras orofaciais: uma revisão sistemática. PLoS One. 2014;9: e93442.

80. Plooij JM, Maal TJ, Haers P, Borstlap WA, Kuijpers-Jagtman AM, Berge SJ. Processos de fusão de imagens digitais tridimensionais para planeamento e avaliação de ortodontia e cirurgia ortognática. Uma revisão sistemática. Int J Oral Maxillofac Surg. 2011; 40:34152.

81. Tomasik, J.; Zsoldos, M.; Oravcova, L'.; Lifkova, M.; Pavleova, G.; Strunga, M.; Thurzo, A. AI and Face-Driven Orthodontics: Uma revisão do âmbito dos avanços digitais no diagnóstico e planeamento do tratamento. AI 2024, 5, 158-176.

82. Tang, Y.; Zhang, Y.; Meng, Z.; Sun, Q.; Peng, L.; Zhang, L.; Lu, W.; Liang, W.; Chen, G.; Wei, Y. Precisão do fabrico aditivo em estomatologia. Front. Bioeng. Biotechnol. 2022, 10, 964651.

83. Khan, M.I.; Laxmikanth, S.M.; Gopal, T.; Neela, P.K. Inteligência Artificial e Tecnologia de Impressão 3D em Ortodontia: Futuro e escopo. AIMS Biophys. 2022, 9, 182197.

84. Michiko, A.; Shirahama, S.; Shimizu, A.; Romanec, C.; Anka, G. Os Guias Cirúrgicos para TADs: Os Procedimentos Racionais e Laboratoriais. Appl. Sci. 2023, 13, 10332.

85. Tsolakis, I.A.; Tsolakis, A.I.; Elshebiny, T.; Matthaios, S.; Palomo, J.M. Comparação de um método de traçado cefalométrico totalmente automatizado com um método de traçado manual para diagnóstico ortodôntico. J. Clin. Med. 2022, 11, 6854.

86. Ding, H.; Wu, J.; Zhao, W.; Matinlinna, J.P.; Burrow, M.F.; Tsoi, J.K.H. Artificial Intelligence in Dentistry-A Review. Front. Dent. Med. 2023, 4, 1085251.

87. Phillips C, Jim G Peter V, Matteson S. Fotocefalometria - Erros de projeção e localização de pontos de referência. Am J Orthod1984:86:233 - 242.

88. Fishman LS. Um estudo cefalométrico longitudinal do perfil craniofacial normal, utilizando uma análise proporcional do esqueleto, tecidos moles e estruturas dentárias. Int Dent Jour1969:19:351-379.

89. Burstone CJ, Contorno integumentar e padrões de extensão. Angle Orthod 1959; 29: 93104.

90. Burstone CJ. O perfil Integumental. Am J Orthod Dentofac Orthop 1958; 44: 1-25.

91. Burstone CJ. Postura dos lábios e sua importância no planeamento do tratamento. Am J Orthod Dentofac Orthop 1967; 53: 262-84.

92. Legan HL e Burstone CJ. Análise cefalométrica de tecidos moles para cirurgia ortognática. J Oral Surg 1980; 38: 744-51.

93. Holdaway RA. Análise cefalométrica dos tecidos moles e sua utilização no planeamento do tratamento ortodôntico - Parte - 1. Am J Orthod Dentofac Orthop 1983; 84: 1-28.

94. Holdaway RA. Análise cefalométrica dos tecidos moles e sua utilização no planeamento do tratamento ortodôntico - Parte - II. Am J Orthod Dentofac Orthop 1984; 85: 279 - 293.

95. Arnett GW, Bergman RT. Chaves faciais para o diagnóstico ortodôntico e planeamento do tratamento - Parte 1. Am J Orthod Dentofac Orthop 1993; 103: 299-312.

96. Arnett GW, Bergman RT. Chaves faciais para o diagnóstico ortodôntico e planeamento do tratamento - Parte 2. Am J Orthod Dentofac Orthop 1993; 103: 395-411.

97. Dreyfus S. Le diagnostic en orthodontie. Orthod Fr 1922;1:35-60.

98. Worms, F.W., Isaacson, R.J e Speidel, T.M. Planeamento do tratamento ortodôntico cirúrgico: Análise de Perfil e Cirurgia Mandibular. Angle Orthodont. 46:1-25, 1976.

99. Jerome L. Blafer D. Volume 1971 Fev (84 - 100): A Nova Cefalometria/Análise Fronto-facial-: JCO.

100. Jerome L. Blafer, D A Nova Cefalometria: Parte II Volume 1971 Ago (435 - 448) JCO.

101. Bowker WD, Meredith HV: Uma análise métrica do perfil facial. Angle Orthod 29: 149-160, 1959.

102. Rickets RM. Estética, ambiente e a lei da relação labial. Am J Orthod Dentofac Orthop 1968; 54: 272-289.

103. Ricketts R. M: The influence of orthodontic treatment on the basis of facial pattern and an estimate of its growth, Angle Orthod. 27: 14-37, 1957.

104. Ricketts, R.M: The influence of orthodontic treatment on facial growth and development (A influência do tratamento ortodôntico no crescimento e desenvolvimento facial), Angle Orthod. 30:103-133, 1960.

105. Ricketts, R.M: Análise e síntese cefalométrica, Angle Orthod. 31:141156, 1961.

106. Robert M. Ricketts. O divisor de ouro: JCO Volume 1981 Nov (752 - 759):

107. Steiner, C.C: Cefalometria na prática clínica, Angle Orthod. 29:8-29, 1959.

108. Steiner CC: The use of cephalometrics as an aid to planning and assessing orthodontic treatment. AM J ORTHOD 46: 721-735, 1960.

109. Fitzgerald JP, NandaRS, e CurrierGF. Avaliação do ângulo nasolabial e da inclinação relativa do nariz e do lábio superior. Am J Orthod Dentofac Orthop 1992; 102:328- 34.

110. Rody JW, AfonsoMS. Wigglegram para a tomada de decisões de extração. J Clin Orthod2002:36

111. Stoner MM: Uma análise fotométrica do perfil facial. AM J ORTHOD 41: 453-469, 1955.

112.Peck H, Peck S. Um conceito de estética facial. Angle Orthod 1970; 40:284-318.

113.Peck S, Peck L, Kataia M. Assimetria esquelética em rostos esteticamente agradáveis. Angle Orthod 1991; 61:43-8.

114.Scheideman GB, Bell WH, Legan HL, Finn RA, Reisch JS. Análise cefalométrica de normais dentofaciais. Am J Orthod Dentofac Orthop 1980; 78:404-20.

115.Jacobson A. Radiographic Cephalometry - from basics to videoimaging: Quintessence Publishing 1995.

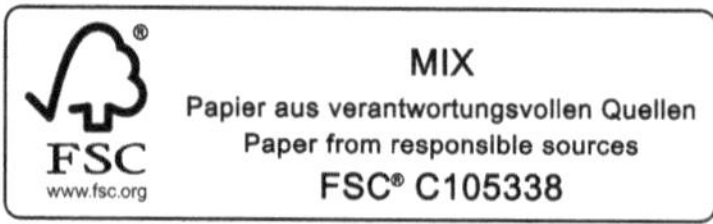

Printed by Books on Demand GmbH, Norderstedt / Germany